岡田尊司—著　涂愫芸—譯

活著覺得麻煩的人

日本精神科名醫教你
走出迴避型人格困境，
活得更輕鬆自在！

生きるのが面倒くさい人
回避性パーソナリティ障害

前言

我個人有很長一段時間，都覺得活著是非常麻煩的一件事。所謂很長的時間，具體而言，是十年以上。不，說不定是二十年以上，看是什麼事，也可能持續到現在。不過，可以確定的是淡化了許多。這種感覺大約起始於高中後半，在長達十年的大學生活時到達高峰，一直延燒到將近三十歲，進入職場以後，快三十五歲時才開始淡化。

對文學院哲學系死心，進入醫學院後，基本上「麻煩的感覺」還是沒變，光是去上最低必要限度的課都很勉強。我至今都還記得，就讀醫學院一年級時，我住在京都大學後面的吉田山。更明確來說，吉田山有座紅葉十分漂亮的寺廟，名叫真如堂，我租的民房就在那座寺廟後面。房租一萬日圓，在當時算是非常便宜。走下坡道時，中途會經過一家名叫吉田山莊的料亭旅館，看起來很高級，有氣派的大門、豪華的庭園。聽說當時吃一餐就要花幾萬日圓，我卻是過著一天的伙食費不到一千日圓的生活。

曾經有朋友專程來我住的地方找我。因為我一直窩在住處不出門，朋友擔心我不知道要考試的事，特地來通知我。事實上，我的確不知道。看到我不知道卻也不慌張的樣子，朋友苦笑著說：「岡田，你會長壽。」還熱心地告訴我考試可能會出的重點題目。臨走前叮嚀我說：「把這些讀完就行了。」

但是，即便知道要考試、即便朋友專程來告訴我考試可能會出的題目和答案，我還是不想讀書，不是發呆就是做其他事，盡可能不去想考試的事。到了晚上，想說反正也來不及了，乾脆一覺到天亮。醒來後又想，現在慌慌張張地準備也沒有用，就繼續睡，還是什麼也沒做。但是，考試開始的前一個小時，突然爬起來，瞄了幾眼朋友給我的講義。看看手錶，心想說不定還來得及，在最後關頭改變主意，決定去考考看，開始臨時抱佛腳讀講義。結果是邊後悔應該早點讀講義，邊騎著腳踏車衝下坡道去大學。真的是要到火燒屁股才會採取行動。

為什麼會那麼無氣力、逃避該做的事、什麼都沒做卻覺得疲憊呢？回想起來就是做什麼都覺得麻煩。我現在的工作，卻是每天見同樣狀態的人，替他們上發條。這是很不可思議的機緣，但我非常能理解這些人的心境。

當時，為了賺生活費，我非打工不可，這也讓我厭煩到極點。為了活下去就要吃飯，為了吃飯就要賺錢。但是，我覺得很麻煩、很痛苦。所以，結論就是活著是很麻煩、很痛苦的一件事。

當時，我偶爾會有的夢想之一，是如果能像牛、馬那樣吃草該多好。眾所皆知，人類沒有酵素可以分解製造細胞壁的纖維素，所以吃草也不能消化，只會拉肚子。如果唾液或胃液可以釋放出分解纖維素的酵素，肚子餓了就可以吃隨處生長的葉子或草，填飽肚子，再也不用工作。擅自吃人家院子裡的樹葉，可能會被罵，但是，吃隨處生長的雜草，一定沒有人會責怪。這樣就解脫了一件麻煩事。只不過，這麼一來，不吃一整天可能會營養不良、糞便的量或放屁的次數可能會增加、腸子也可能變長，結果衍生出更麻煩的事。

另一個夢想比較實際，雖然沒那麼容易實現，但可能性並不是零，那就是寫小說。如果可以一夕成名，靠版稅過活，就不必工作了。正在看這本書的人，可能也有過這樣的想法。說來慚愧，當時的我真的做著「希望可以那樣」的春秋大夢。不，說不定那是我當時活下去的唯一希望。

只要入選小說新人獎，拿到獎金，我就要對老臭著臉、刁難地監視著我的打工處的老闆說：「我要專心寫小說，所以要辭職了。」我不知道夢想過多少次那一天的到來，以及那個場面。

然而，現實是那一天一直沒到來，我每天的生活都是戰戰兢兢地看著老闆的臉色，擔心會不會被炒魷魚。我當時構思的小說之一《時間掮客》，靈感也是來自我的夢想。內容是有個不想工作的年輕人，遇見買賣時間的時間掮客，就出賣了時間。時間掮客只買他的時間，不要他付出勞動這種「野蠻」的代價。可以免去麻煩的勞動和痛苦，只靠時間就能換錢，是我當時逃避現實的願望，小說正是這個願望下的產物。

裡面有個小小的設定，就是販賣時間的人，可以販賣「現在」或是「將來」。主角起初只販賣「現在」就滿足了，後來想要一大筆錢，就賣起了「將來」……這就是故事情節。我想成為小說家的夢想，一直沒有實現，這本小說到現在都沒有出版的機會，但是，我當時真的很認真，想靠這本小說飛黃騰達，從麻煩的勞動獲得解脫。

諷刺的是，我開始出書、寫書，是在我某種程度脫離了「極力逃避麻煩事、逃避活著這件事的時期」之後。不只是我，凡是想過要脫離這種時期的人，大多會知道，想逃離麻煩事也逃離不了，但慢慢改變生存方式，麻煩事就不會再是麻煩事，機會也會更加寬廣。

不過，猝然勉強自己，嘗試不像自己的生存方式，也不會有好結果。人都有各自不同的特性、個性、成長背景，以及適合自己的生存方式。找到適合自己的生存方式，可以激發出最大的潛能。就這點來看，什麼是最好的生存方式無法一概而論。重要的是適不適合自己，而不是與別人比較來判斷。關鍵是如何了解自己的特性，在能力範圍內展現自己。

現今，不只是年輕人，也有很多人在年紀增長後也無法脫離「麻煩的感覺」。我會在第五章詳細解說，並附上這樣的人正在增加中的數據。這種「麻煩的感覺」究竟是什麼？該如何改善、克服呢？

我將透過許多臨床案例與具體事例，讓大家學習各式各樣的人的人生，並介紹精神醫學、心理學的研究及探討帶給我們的先人智慧與最新的方法，藉此思考如何脫離麻煩的感覺或逃避的心態，引導自己找到更能發揮自己的生存方式。

另外，我要事先說明，一般人的臨床案例或事例，是以實際案例為啟示重新編寫過，與特定案例無關。至於偉人或名人的案例，都是依據自傳或評傳等公開發行的資料記述。

目錄

第一章

活著盡是麻煩事

覺得與人見面很麻煩

應該有不少人覺得麻煩的事雖多，但其中最麻煩的是與人見面。面對他人容易緊張、對他人的臉色敏感、太在乎他人的人，越是感受不到對方好相處的一面，只會擴大對方麻煩、難纏的一面。

不僅是與人見面，連電話都懶得接，覺得講電話很麻煩。明明一通電話就可以解決的事，卻怎麼都不想打。

怕麻煩的人，很懶得自己直接與人見面交涉，總想委託誰代理。大多是小時候交由父母代理，結婚後由伴侶接下這個工作。

自己可以打電話直接說，偏要找某人來打。可以面對面說的話，偏要找某人代理去說。因為中間隔著一個人，所以會如同傳話遊戲般，很多時候根本談不出結果。然後，又不直接跟對方說，轉而埋怨代理人。夾在中間的人，只是幫忙傳話而已，卻落得被責怪的不合理下場。

有人老是依靠代理人，所以越來越不能自己交涉、自己行動。如此一來，就更覺得社會生活很麻煩。

覺得與人接觸很麻煩的狀況，可以分為兩大類型。一種類型是，對接觸人這件事漠不關心、興趣缺缺，這種類型的人不管旁人聊得多熱絡，都是一副事不關己的樣子，專心做自己正在做的事。

對這類型的人來說，與他人扯上關係，本來就不是什麼開心的事，與人往來只會勞心傷神，沒有任何好處。

近來，這類型的人越來越多。然而，社會無法理解這種類型的人的特性，會以「與人交流是好事」的一般標準來期待他們。達不到期待，就責備他們「努力不夠」或是「連這麼平常的事都做不到」。

然而，這類型的人會覺得社會也管得太多了，就像對牛奶過敏的人說：「牛奶對身體好。」強迫那些人喝牛奶。

覺得與人見面很麻煩的狀況，還有另一種類型。在比例上，這種類型多出許多。那就是本身渴望與人接觸，也很享受與人分享心情、相互關心的樂趣，但見面時的精神疲憊感、煩躁感卻超越樂趣的案例。

與人見面時會感到精神疲憊的人，大多是太過於在乎對方。而所謂的「在乎」究竟是什麼？純粹就是不想讓對方留下壞印象的心理作用。不想被討厭，不想得到被否定的評價。反言之，就是抱持著想給對方好印象的心理，才會擔心對方會不會失望、會不會對自己有不好的評價。

亦即，這類型的一大特徵，可以說是對他人的評價十分敏感。這一點與前類型大異其趣。前者不僅對他人漠不關心，對他人的評價也傾向毫不在乎。兩者正好成對比，後者無時無刻不擔心他人的反應、或他人對自己是否在意，偏執地認為沒有人會對自己有興趣，盡量不提自己的事。

換個角度看，對他人的拒絕或否定敏感，就是對自己沒自信，容易被他人的評價左右。強烈認為他人對自己只有否定性的眼光、所有人都討厭自己，所以與人接觸充滿不安與痛苦。

覺得努力很麻煩

在凡事都覺得很麻煩的狀態中，很容易看出另一個徵兆，那就是覺得努力很麻煩。在第三者眼中，明明有能力、有時間、也有機會，只要努力就能完成，卻不採取行動。明知堅持到底，事情就會往好的方向發展，也能拓展機會，卻不肯去做，放任事情惡化，陷入無法挽回的困境。然後，絕望、放棄。

還不到身體不能動的憂鬱狀態，心情也還沒低落到谷底。不是不可能，就是不想做，無法跨過只有一點點高度的門檻。即便有他人為自己做好事前準備，只要跨出一步就行，也跨不出那一步。縮著身體，動也不動，逃避努力。即便周遭人都做好安排，只要去面試或考試，也不想去。

這種時候的心理狀態的特徵之一，就是先下結論，告訴自己橫豎會失敗，不可能成功。這個結論毫無根據，但內心就是會這麼想。既然橫豎不會成功，乾脆一開始就什麼都不做，這就是不想因徒勞無功而受到傷害的心理作用。

明明到某個時期都還能努力，卻逐漸無法努力，最後失速下墜的案例也不少。陷入無氣力狀態後，花幾年甚或十多年的歲月復元，也是常有的事。

處於什麼都不想做的狀態時，很多人會異口同聲地說：「我不知道我想做什麼。」或說：「我沒有特別想做的事。」因為還沒有決定想做什麼，所以當事人覺得不知從何做起。還有另一種心境，就是不想做沒把握的事導致失敗。

以「失敗為成功之母」這樣的道理來說服他，也行不通。因為做實驗失敗也沒關係，但人生一失敗就會受傷，對凡事都覺得麻煩的人來說，沒有比受傷更討厭的事。

覺得被期待很麻煩

當覺得努力很麻煩時，通常也會覺得被期待是件麻煩事。在衝勁十足時，獲得周遭人的讚賞、讚美，是一種鼓勵，會成為努力的動力。讀書時，偶爾考到好分數，被說「好厲害啊」，就會很開心，想更努力。彈鋼琴被稱讚「有天分」，可能會心花怒放想更加練習。

然而，凡事都覺得很麻煩的人，被稱讚反而是負擔。被說「好厲害啊」，當下或許會開心，但更擔心下次會不會考不好讓對方失望，因而形成壓力。這樣的人會把對方「今後寄與厚望」的期待，與「生怕讓對方失望」的不安相連結，甚至想在對方失望之前逃走。

以《群眾運動》、《碼頭日記》等個人著作聞名的社會哲學家艾力·賀佛爾（Eric Hoffer），直到中年都受困於「覺得活著很麻煩的」狀態。由自傳可知，他可能是因為心因性失明，從七歲到十五歲都看不見，所以幾乎沒上學，邊輾轉兼差或做力氣活，邊靠讀書與自學增長知識。有很多人被他的才能與為人吸引，對他十分讚賞，想把他拱到檯面上。然而，每次被這樣期待，他就一定會躲起來。

有一次，有個年輕漂亮的加州大學洛杉磯分校（UCLA）研究所的女學生，發覺艾力在物理及數學方面的才能，希望他能去大學當旁聽生。但他害怕辜負那位女學生的期待，儘管愛她，還是悄悄溜走了。

還有一次，在餐廳當服務生，有位生物學教授發覺艾力隱藏的才能，開始委託他翻譯德文，或是跟他討論檸檬的白斑病原因。艾力在短時間內找出原因，讓教授大吃一驚。教授想聘用艾力當助理，把他培養成正式的研究者，但他覺得這樣的期待是很大的壓力，又逃走了。

覺得把直立的東西橫擺都很麻煩

青年期是一生中最有活力的時期，卻也是最懶惰的時期。我母親常為我的懶惰嘆息，說我連把直立的東西橫擺都嫌麻煩。在青年時期，這種傾向似乎很容易變得更強烈。

孩子更小的時候，做起事來快手快腳，十多歲以後卻越來越懶得動，再加上有時不聽父母的話，看在父母眼中，就更認定這孩子是不想動。其實，並不只是這樣。

小兒科醫生最喜歡判定的病名之一，是「起立性調節障礙」。把沒精神的小孩帶去看小兒科，經常會被冠上這個病名。分別在坐著的時候與站著的時候量血壓，通常站著的時候血壓會上升十左右。但是，有起立性調節障礙，血壓就不會上升。原本，站起來時，為了確保血液可以流到腦部，末梢血管會收縮，以免血液往下流。但是，這種自律神經若是反應遲鈍，跟不上姿勢的變化，血液就會往下流。因此，有起立性調節障礙，站起來時會頭暈、早上會起不來、上午會精神不振、容易疲勞。

其實，有時候是在學校遭遇討厭的事，沮喪到爬不起來，也被冠上這個病名。這個年代的孩子，自律神經的發達趕不上身高的成長，多少會有不同程度的起立性調節障礙，所以會出現這樣的診斷。有憂鬱狀態或睡得太晚，身體醒不過來，會使起立性調節障礙更為嚴重。但是，這只是伴隨症狀，不是問題的根本，所以，再怎麼治療起立性調節障礙，也不能改善問題。

不過，總括來說，青年期的年輕人會變得無氣力、怕麻煩，自律神經等控制系統的發達趕不上身體的急劇成長，也是原因之一。三十歲世代、四十歲世代的人，體力和瞬間爆發力都在逐漸衰退中，卻可以活力充沛地工作，是因為自律神經系統發達，比較容易發揮與生俱來的能力。

十歲世代多少都存在著「覺得躺著比站著輕鬆」的生理性理由。長時間看螢幕容易變成夜間型生活，使這種不利的狀況更加不利。非但起立性調節障礙會更嚴重，還會擾亂身體時鐘，陷入整天都恍恍惚惚的無氣力狀態。

覺得上學很麻煩

覺得麻煩的徵兆開始明顯成形的事情之一，就是覺得上學很麻煩。上學當然不盡是快樂的事。首先，早上必須早起，再冷也要從棉被爬出來。天氣熱的時候，身體又容易疲勞。低血壓的人，夏天的血壓容易下降，所以起床也是件苦差事，很難啟動引擎。長時間盯著螢幕的現代生活型態，很容易變成夜間型生活，所以除非是自我管理能力很強的人，否則早上很難爬得起來。

但是，很多案例顯示，覺得上學很麻煩的真正理由，並不是早上爬不起來。通常是因為感覺上學有壓力，又附帶沒有對等回報的負面條件。

早上再怎麼爬不起來，只要那孩子、那個人真的有心，就一定會自己爬起來出門。例如，有個高中生，早上怎麼也爬不起來。九點、十點起床是常事，搞不好還會超過十二點。上學不是遲到就是缺席。但是，要去最愛的釣魚當天，再早都會起床準時出門。最常有的經驗是，上學的日子怎麼也爬不起來，可是，開始打工後，早上再早都會準時起床出門。

這樣的案例，大多是對學校產生了棘手意識、排斥反應。在學校受過挫折、受過傷害，因而對學校這個地方產生心理性排斥反應。即使沒有因挫折、霸凌而受到傷害等明顯原因，這種心理性排斥反應還是會發生。就像我們會在毫無頭緒的狀態下，變成對花粉過敏，或是對粉塵過敏。有時長時間接觸，不知不覺就過敏了。過敏後，就很難再復元了。

以《羅漢柏物語》、《冰壁》、《敦煌》等著作聞名的作家井上靖，也在《兒時記事．青春放浪》裡提到，自己是不愛上學那種人。井上討厭學校，應該也跟國中時被霸凌的經驗、與老師對立的不愉快記憶相關。

即便如此，直到國中中期，他都算是優秀的學生。因為出生在代代為醫的家庭，他也被期待將來成為醫生。但漸漸發覺自己沒有數理天賦後，內心就產生了挫折感。井上最慘的是，明明不擅長數理，卻不能違背父母的期待，高中時選擇了理科。因此，後來也很難考進他拿手的文科系的學院。

成績好不起來，他對學業也越來越不在乎了。這個傾向變得明顯，是在上大學以後。他讀的是九州大學的文法學院，卻住在東京，幾乎沒去學校。兩年後，京都大學哲學系招補缺額，他就轉去那裡，搬到了京都。但是，《青春放浪》中提及：「住東京時已經養成懶惰習性，所以只進過大學兩、三次。除此之外，只有去食堂時會經過大學。」指揮家朝比奈隆跟他同系，卻從來沒見過他。

巧的是，他就住在我大學時代住過的吉田山。雖然時間前後錯開，但我猜想他當時應該過著跟我相似的生活。井上把畢業論文延後一年，終於來到即將告別二十歲年代的年紀。《青春放浪》中提及：「我什麼都覺得很麻煩，根本不打算畢業了。」但是，妻子發電報通知他論文截稿日，哭著求他今年一定要畢業，他才把論文寫完。

覺得做決定很麻煩

青年期也是決定未來道路的時期，必須自己做與人生方向性相關的重大決斷。但是，對凡事都覺得麻煩的人來說，「做決定」這件事尤其麻煩。在覺得麻煩的狀態下，即便不是那麼重要的決斷，也會覺得不得不做決定的壓力很大。不論是一件要穿出去的衣服、或是一個行程，要決定時一定會東猶豫西猶豫，害怕做錯決定。想做絕對不會錯的決定，就要耗費精神和時間。這樣就會更逃避做決定，把做決定往後延。

然而，不論是社會生活或職業生活，不做決定就不能往前邁進。如同再優秀的電腦，在待機狀態下也會靜止不動那般，生活本身也會停滯不前。

其中，有人會因為自己無法做決定，就找父親或伴侶等類似經紀人的人，替自己做決定、做安排。有時候是周遭人知道等著他做，事情一定不會有進展，就趕快替他處理了。

所有的處理都要經過好幾個做決定的步驟，所以，就把這些決定都交給別人做。但是，老依賴他人，永遠也無法培養自己做決定的能力。

更悲慘的狀況是，自己做不了決定，也沒辦法依賴他人。漸漸地，人生會充斥待機狀態的事情，最後放棄做決定，假裝沒看見。

當前的課題、非做不可的事堆積如山，卻只顧著眼前的歡樂或散心，大多是為了逃避做決定。

我度過了十年的大學生活，但連進入醫學院的時候，我內心想的都是「可以再延後六年做決定了」。

以《人性枷鎖》、《月亮與六便士》等著作聞名的作家威廉・薩默賽特・毛姆（William Somerset Maugham），進入醫學院時應該也是同樣的心境。雙親早逝的毛姆，由叔父撫養。身為牧師的叔父很嚴格，看到侄子成天與藝術家朋友混在一起，不願意再提供生活費。經過協調後，他選擇進入醫學院，這樣叔父可以接受，他也可以延後幾年再做人生的抉擇。結果，毛姆醫學院畢業後沒當醫生，成了作家。

覺得出社會很麻煩

然後，「覺得麻煩」會來到一個頂點，那就是出社會的時候，必須面對就業或非工作不可的問題。

為什麼會覺得出社會工作很麻煩呢？

當然也牽扯到前面所說的要素。出了社會，就要接觸各式各樣的人，難免遇到性格不太好的人，或是跋扈的人。剛出社會時，地位最低，還要顧及周遭人的感覺，當然會覺得精神疲憊。比他人纖細一倍、面對他人容易緊張的人，光這樣就很辛苦了。

而且，既然領了薪水，就會有責任和壓力，還會被要求成果。若是學校成績，偷懶只會少拿幾分，害到自己而已。工作卻會牽扯到客戶、公司或所屬部門，不僅是害到自己而已，還可能造成他人的麻煩，逼得其他人必須為自己低頭致歉，也可能導致極大的損失。

我弟弟的專業是水力發電，主要負責檢查工作。要檢查迴路是否照設計連接、發電機等裝置是否照規定運轉，找出異狀。若迴路有異狀還繼續施加大電壓，零件可能會損壞，造成意外事故，所以是非常重要的工作。

聽說他還是新人時，也犯過多次失誤。每個零件都很大，又貴到不行。也可能覺得沒有問題才打開電源，結果零件就瞬間損毀了。有些零件一個就值幾千萬或幾億，這樣的零件瞬間就燒得焦黑了。聽說提心吊膽的時候不計其數，他就是在累積這樣的經驗中，逐漸成長茁壯。但是，知道自己的失誤會造成幾千萬的損失，很少有人能一笑置之吧？難免會有人害怕失誤，而不敢繼續工作吧？實際上，這份工作本身也太過嚴酷，長時間加班是常態，動作太慢就會有鉗子飛過來。跟我弟弟同期進公司的十名員工，最後一個也不剩。毋庸置疑，一出社會，就要面臨與之前相差懸殊的壓力。

應該有不少人想過，如果不工作也能活該多好，有沒有不必就業的生存方式呢？或者，即便哪天還是要工作，也想盡量往後延。前面提到的井上靖，就是這種心境。關於中途從九州大學轉到京都大學這件事，他在《青春放浪》中回顧如下：「我並沒有特別想讀的科目，但京都這片土地充滿魅力，又可藉此延長啃老年限，把出社會這件事延後三年，這點也很有魅力。」

覺得談戀愛很麻煩

根據Recruit bridal總研在二〇一五年所做的調查「戀愛、婚活、結婚調查2015」，單身的二十歲世代男性中，回答目前沒有女朋友、也不曾與異性交往過的人，上升到百分之四十一點九。

此外，根據因CNN報導而成為話題的厚生勞動省（Ministry of Health, Labour and Welfare）的調查（平成二十六年度「結婚、建立家庭相關意識調查」報告書），目前沒有交往對象的二十世代的人，有四成回答「不想交男女朋友」，其中近半數的人的理由是「覺得談戀愛很麻煩」。第十四屆出生動向基本調查的結果顯示，三十歲世代的未婚男女中，大約四人中有一人沒有性經驗。

草食系這個名詞已經出現好一陣子，連在生殖力最高的世代中，對於與異性交往或發生肉體關係並不積極的人，都占有不小的比例。

根據前述Recruit bridal總研的調查，沒有男女朋友的人，告白過的次數都明顯偏少。雖說亂槍打鳥未必會中，但一直猶豫要不要開槍，想中也中不了。覺得麻煩的人，會與男女朋友越來越無緣。

在該總研至今所做的調查中，有男女朋友的人，顯然比想交男女朋友卻交不到的人，更積極主動接觸。不曾與異性交往過的人會越來越多，就是因為越來越多人覺得主動接觸很麻煩。

其中或許也有對性沒興趣、沒欲望的人，但大部分的人應該是有興趣、有欲望，只是想到討厭、煩人的部分，就覺得「還是算了」。

調查也指出，結了婚卻沒有性生活的夫妻越來越多。

另一方面，以網路為媒介的性產業卻日益蓬勃。不少人覺得，與現實中的情人或伴侶做愛很麻煩，還不如透過網路的「偷窺房間」或動畫網站來處理性欲。越來越多人覺得，透過畫面或網路形成的關係，比直接接觸形成的關係更令人放心。

覺得成家生小孩很麻煩

越來越晚婚這件事，換個角度來看，就是越來越覺得結婚很麻煩。

這二十年來，日本的結婚平均年齡提升了三、四歲，不結婚的人所占的比例也有倍增的趨勢。不僅日本有這種傾向，連出生率較高的美國也一樣。根據美國人口統計局的資料，在一九七〇年，四十～四十四歲的男性中，一次也沒結過婚的人，比率僅占百分之四點九。到了二〇一〇年，竟然增加四倍，上升到百分之二十點四。女性也從百分之六點三，倍增到百分之十三點八。

說到日本不婚的理由，總是會提到經濟要素。然而，每人平均GDP不到日本的十分之一，多數人活在貧困標準以下的孟加拉、尼泊爾，卻能保有高結婚率，可見不能僅用經濟要素來解釋。

不論理由為何，很多人開始覺得結婚很麻煩。

實際上，我周邊也有不少情侶已經交往數年，卻一直不結婚。很多情況是其中一方想結婚定下來，另一方卻意興闌珊，時間就那樣溜走了。

聊無關緊要的事，可以聊得很開心，講到結婚、生小孩，話就突然變少了，顯得很不耐煩，這種狀況也時有所聞。

想跟所愛的人建立家庭，也想養兒育女的人，會對對方的反應感到困惑，懷疑對方是否真的愛自己。

對方會列舉「不用這麼急」、「現在我有更想做的事」、「經濟上有困難」之類的理由，但另一方連聽幾年，就會認清事實，知道那些都只是藉口，不得不選擇要放棄更進一步，只享受在一起的當下？或是分手，尋找新的伴侶？有時，在繼續等待中，女性會錯過最佳生育年齡。

但是，對那個人來說，結婚會被家庭綁住，恍如背負過重的包袱，非常可怕。把自己逼到無處可逃的困境，就會產生快要被活埋般的本能上的恐懼。

而且，有了小孩，很可能被那份責任感壓扁。自己都覺得自己還是個孩子，根本不可能養小孩。

尤其不能忍受的是小孩子會哭。要如何應付理性和語言都不能溝通的對象，完全沒有概念。

覺得依靠他人很麻煩

要在社會生存，依靠他人、求助於他人，是重要的技能之一。然而，凡事都覺得麻煩的人，會覺得依靠他人特別麻煩。求助於他人，比自己做更麻煩。

要依靠他人、找人商量，就要跟人面對面交談，這樣已經很麻煩了。更麻煩的是，還要暴露自己的弱點，說出內情。

說到底，覺得活著很麻煩的人，就是認定他人反正不會想幫自己，一定會臭著一張臉立刻拒絕，叫自己去找別人。既然這樣，還不如一開始就不要求助於他人。

有不少街友，就是覺得找人商量或辦理社會福利手續很麻煩，與其做那些麻煩事，還不如忍受街上的生活。一般人或許無法理解，然而，就是有人如此厭煩依靠他人或找人商量。

很多人可能是因為怕麻煩，怕到變成了街友。然而，就是有很多人越關鍵的事越無法找人商量。一來怕麻煩對方，二來不好意思讓人知道不堪的內情，所以會試著自己想辦法，結果通常會把事情搞得更糟。

覺得活著很麻煩

對凡事都覺得麻煩的人來說，這世上盡是麻煩事。活著的喜悅與快樂，遠不如擔憂與煩惱。想做點什麼，難免要依靠他人的善意和熱心，但即使對方把自己說的話都聽進去了，也要擔心對方是不是真的會那樣做。更別說是對方毀約、做出悖理違情的事了，那簡直是令人難以承受的痛。凡事都往壞處想，覺得自己倒楣透了。

會不斷擴大不好的想像和憂慮，譬如擔心會不會又發生不測？會不會在最後一刻發生不好的事，使所有努力化為泡影？

活著這件事變成不快樂的苦差事，光是忙著承受痛苦、逃避麻煩事或危險就來不及了，根本沒有快樂可言。

然而，死亡也很可怕，說不定又痛苦又折磨人。所以，也不想死，只好採取勉強活著的消極生存方式。有時，為了遺忘那種無意義或不安的感覺，會遁入麻痹神經的行為裡。

連原本期待的事，也會覺得麻煩、負擔，最後想如果可以不要做該多好。多一點點責任或負擔，都會形成壓力，想拋下一切逃走。實際上，也有不去正視麻煩的事，假裝沒看見的情況。內心其實很想做，但真的要做時，又無法跨出第一步。分明是前途無量的年輕人，卻像個風燭殘年的老人，過著保守的生活。

有這種傾向的人，日益增加。不上學與繭居族的增加、不婚率的升高、不談戀愛的年輕人與無性愛情侶的增加，存在種種因素，不能一概而論。但是，與社會接觸、責任增加，因而產生壓力，覺得所有事都很麻煩，想從那裡逃開，也是因素之一。應該有很多人都有過這樣的感覺吧？

這些覺得麻煩的人，內心深處究竟發生了什麼事呢？

第二章

何謂迴避型人格障礙

「覺得麻煩」的內心深處

如第一章所述，我們都很容易產生各種形式的「覺得麻煩」。連那種「對不覺得麻煩的人來說不過如此」的事，都覺得是很大的負擔，大到都不想再當人了。

這種人如果不多，就能說是這種人自己的問題。但是，被「覺得麻煩」的狀態附身的人，如果有幾十萬人，不，有幾百萬人，甚至視狀況而定可能有幾千萬人，那麼，就不能一言以蔽之，說是這種人懶惰或沒有衝勁。

若是以精神醫學來診斷，會有一種可能性，就是認為這種「覺得麻煩」的狀態，會不會是憂鬱狀態？其實，接觸過這種人就會知道，儘管有些案例是不想去學校或公司、情緒低落、沒有食欲或失眠，但「覺得麻煩」是在變成那樣之前就開始了。很多時候，是「覺得麻煩」比「憂鬱」更早發生。比較接近現狀的是，為了逃避麻煩的事，使事情更加惡化，最後走投無路，陷入憂鬱。

附帶一提，被視為容易得到憂鬱症的典型氣質「憂愁親和型氣質」，是認真、誠實、一板一眼的類型，可以說是與成天把「好麻煩」掛在嘴上的類型成反比。此外，有波浪起伏類型的憂鬱，稱為「循環氣質」，很多人原本陽光開朗、善交際、活潑，與終年覺得麻煩的類型也有本質上的差異。

由此可見，以憂鬱來處理問題，等於是捕風捉影。

那麼，不憂鬱卻「覺得麻煩」，是發生了什麼事呢？而且，還要有心理準備，這樣的狀態會慢性延續。

浮現的三個要因

其中，現在被視為常見狀況而浮現的是，下述三個要因的關聯性。

一個要因是，期待完美、理想的自己與華麗人生，認為那之外的不完美的自己與平凡人生就不值得活。這種被完美的理想困住，覺得自己不特別就無法忍受的傾向，被稱為「自戀性」。也就是說，若偏向自戀性，當現實不如己意時，可能會覺得一切都毫無意義、很麻煩，荒廢難得的能力和才幹，過著無為的生活。因為追求的標準過高，所以無法忍受自己在低標準的地方活得差不多就好。除了光鮮亮麗的事之外，其他事都覺得很麻煩。

另一個要因是，無法從出生、自己的存在本身，找出意義和價值，陷入空虛與絕望。這種否定自我，認為沒有人喜歡自己，因而採取自我毀滅行動的傾向，被稱為「邊緣性」。若是偏向邊緣性，即使有能力、有機會、成功在望，也抹不去空虛感、對生存的違和感，會覺得凡事都很麻煩，所以想拋開一切。

自戀性和邊緣性，都是非常現代化的問題，但還有一個要因正在急劇增加中，那就是想逃離活著所伴隨的痛苦和麻煩。這個傾向最接近原意，就是處於「覺得麻煩」的心理成為病理根源的狀態。這種希望能逃離人世煩擾、想避開現實課題的傾向，稱為「迴避型」。關於自戀性和邊緣性都多有論述，比較不為人知的是迴避型的問題。

覺得活著很麻煩的狀態，雖然不到想死的絕境，但是，會採取活著卻告別寶貴人生的生存方式。現實中，這樣的人越來越多。與這種狀態關係深遠的，也正是迴避型。本書的主要論述，也是關於偏向迴避型的「迴避型人格障礙」的狀態。

迴避型人格障礙這種狀態，特徵是對自己沒自信、害怕被人瞧不起，因而逃避與社會接觸及親密的對人關係。

迴避型人格障礙的診斷基準

在二〇一三年發表的美國精神醫學會的新診斷基準DSM-5，基本上是使用沿用至今的DSM-IV的診斷基準。不過，如後面所述，新的診斷基準也提出了替代案，但不夠完備，還在開發中，所以，我會依據一般流傳的固有基準做說明，同時探討被提出來的試行方案。

DSM-IV及DSM-5的迴避型人格障礙的診斷基準，列舉於次頁，必要條件是符合七項診斷項目中的四項。除此之外，診斷前必須先符合人格障礙的全面性診斷基準。人格障礙的全面性診斷基準如下：①此人的思考、感覺、對人關係、行動方式（這些亦稱為人格模式），明顯偏離此人所屬的文化。②人格模式缺乏彈性，不只私生活，甚至全面性滲透到社會生活。③因此，對現實生活產生明顯的障礙及痛苦。④從青年期或成人期早期開始，還在持續中。⑤無法以其他精神疾病或藥物、身體疾患等影響來說明。

DSM這樣的操作性診斷基準，問題點在於若符合四個項目以上，就診斷為有「障礙」，只符合三個項目就診斷為「正常」，這種機械式處理有一定的極限。三個項目與四個項目之間，僅有一紙之隔。這樣就被區分為有障礙或正常，讓人無法接受。與其拘泥於有障礙或正常，不如以具有某種傾向、特性的狀態來理解。因此，接下來，本書除了指重度狀態外，不會使用迴避型人格障礙的說法，而是稱為「迴避型人格」或「迴避型」。這個說法，同時包括了接近正常的程度，以及嚴重障礙的程度。

診斷基準

社會性壓抑、不完美感，以及對否定性評價過敏的廣泛樣式，從成人期早期開始，可以從種種狀況看出來。以下面其中四項（或以上）呈現。

（1）害怕批評、責難或拒絕，所以會避開需要與人接觸的職業性活動。

（2）不確定受歡迎，就不想與人維持關係。

（3）怕丟臉或被嘲笑，所以在親密關係中也有所顧慮。

（4）在社會性狀況下，會擔心被批評或拒絕。

（5）因為不完美感，在新的對人關係的狀況下會產生壓抑。

（6）認為自己不符合社會性，沒有身為人的長處，比他人拙劣。

（7）基於可能會丟臉的理由，對於個人的冒險、或參與什麼新活動，都異常畏縮不前。

（摘自《DSM-5 精神疾患的診斷與統計手冊》[2014] 日本精神神經學會監修　高橋三郎等譯）

那麼，讓我們依據各診斷基準的項目，來看看迴避型人格的特徵吧。在說明的過程中，除了DSM-IV的診斷基準之外，我還會加入DSM-5的新診斷基準的試行方案中經過整理、改良的部分，盡可能讓大家更容易掌握迴避型人格的全貌。

對他人的批評或拒絕很敏感

首先，第一大特徵是，在對人關係上非常容易受傷，尤其是被拒絕或是聽到否定性的言語，會特別敏感。隨時擔心這種事，只要看到一點那樣的徵兆，馬上變得神經質、心情低落、沮喪。即使對方沒有惡意，只是開開玩笑，也會覺得被瞧不起，深受傷害。

這點可說是迴避型的人會逃避對人關係、社交場合的最大因素。

會變得這麼敏感，是因為同時存在著兩種矛盾的心理，一方面想獲得他人的認同、好評，另一方面又對自己沒自信，害怕被否定。

有位男性對這種情況描述如下：「自尊心很高，卻沒自信。」

迴避型的人，會盡量避免說出真話、掏心挖肺。都只說表面話、好聽的話，不想涉入麻煩的問題，也不想說出自己的弱點或煩惱。這樣的傾向，也可以說是對他人的批評和拒絕很敏感。覺得會暴露弱點，就馬上踩煞車。

光是容易受傷，會被視為不到診斷的程度。是否實際逃避社會性活動，才是用來辨別是否為障礙程度問題的重點。此時，如診斷基準所示，該注意的是，是否逃避與人接觸或交涉、是否逃避具有與顧客往來之重要性的職業。

若是想盡可能避免待客、電話應對，一直逃避此類業務較多的工作，便符合此項。

恐懼形成親密關係

怕被拒絕、怕被瞧不起的心理，會造成迴避型的另一大特徵，那就是非常恐懼與他人形成親密關係。

要與人親近，就要有交心的過程。面對完全不展露真心、內面的人，很難產生親近感。迴避型的人，太在意他人對自己的看法，從來不談自己的內心或經歷，所以會讓對方覺得疏遠，產生距離感。即使對方熱情地靠過來，迴避型的人也大多會覺得困惑、不安，回以冷淡的反應。結果，原本抱持好感、關心的人，會覺得自己被漠視、被拒絕而離去。

然而，當事人不會意識到自己築起了這道牆，只會看到對方離去的結果。因此證實自己的想法，認為所有人都是對自己這樣的人沒興趣，所以離去。

不過，迴避型的人也不是完全不社交，或完全不交際、不結婚。在最初起步的時候會恐懼，但內心其實渴望與他人之間的羈絆，所以只要克服最初的恐懼，也能與人相處融洽，建立起親密關係。最初的起步可以說是最重要的關卡。

那麼，在怎麼樣的狀況下，迴避型的人也能擁有親密關係呢？只有在對方明顯對自己展現好感、關心，並熱絡地多次接近自己的時候。當好感、關心夠明顯，可以確定自己被迫切需要，知道不會被嘲笑「想太多」，才會勉強採取行動。這一點被放入了診斷基準的項目之一。

因此，想深入迴避型的人的內心，必要條件之一就是不怕被拒絕、有熱忱、死纏爛打。即使搭訕一次、兩次，只得到毫無意願的反應，也不必當成不好的徵兆。不論結果如何，四次、五次繼續接觸，漸漸地就會有正面回應。

在交往或結婚方面，若是迴避型，很少有主動追求然後結婚的案例。這個類型的基本戰略，是在內心暗自期待對方主動表明，一直等下去。而且，光追求一次，也可能不會說出真心話，必須不屈不撓地追求好幾次。

因此，迴避型的人的戀愛，要花很長的時間才能分出勝負，很多時候甚至沒有分出勝負就結束了。儘管因為被甩而受傷的風險較小，但戀愛開花結果的機會卻也有限。

幸運的話，有中間人傳遞對方也有好感的訊息，迴避型的人覺得安心，就可能會提出交往的要求。

另外，若是被出乎意料之外的人追求，剛開始會疑惑、排斥，但可以確定沒有被拒絕的疑慮。對方如果厚臉皮，發動多次攻擊，自己熱絡地靠過來，為了不受傷害而保持距離的戰略就會失去意義。漸漸地，可能連拒絕都覺得麻煩，在不知不覺中接納對方。

不知不覺被捲入這種積極派的異性的追求，察覺時已經成對的模式，在這種類型中也屢見不鮮。

《美女與野獸》的故事，就是描寫野獸覺得自己很醜，一定沒有人會愛自己，所以躲在城堡裡，過著孤獨的生活。因為對自己沒自信，所以與世隔絕。野獸這種生存方式，就很像迴避型人格障礙的人的信念和生活模式。

某天，一個從未懷疑過人的可愛女孩誤闖城堡。這個美麗的闖入者，突破了野獸躲起來排斥所有對人關係的逃避戰略。不知不覺中，美女就進駐野獸內心了。

即使是親近的關係也無法完全展露自我

迴避型的人要跨越很大的難關，才能邁入親近階段。親近後，也會開始交往、談戀愛、組織家庭、養兒育女。但是，並非完全沒有障礙或困難。因為在與人往來這方面，有不擅長的意識，會形成壓力，所以，與附近鄰居或親戚之間的往來，往往很消極。有很多人在成為母親後，也很難與媽媽朋友們往來。

不僅是這樣的社交部分，連同與應該能放心的好友、情人、伴侶之間的關係，也往往會保持距離。總是壓抑自我，不會把自己的心情說出來或表現出來。因為害怕違逆對方的心意會被討厭，所以對自我主張踩煞車是常有的事。認為自己的想法、心情根本不值得一提，沒有說給對方聽的價值，於是把話吞進肚子裡，也是常有的事。無論如何，都顧忌太多了。說不出口的想法，可能會在不知不覺中越積越多，最後到達極限。也可能在成為身心問題呈現出來後，才發覺自己忍過了頭。

也有很多案例，不會對已經認識好幾年的好朋友，說出真正的煩惱、內心話。可能有部分是擔心，把那種事告訴對方，萬一破壞對方的心情就不好了。也可能是認為反正說出來對方也不能理解，說不定還覺得自己很煩人，所以就不說了。很多時候，對方會覺得這樣太見外，感到不滿。

連面對男女朋友或配偶，都是越關鍵的話越說不出來。獨自承受、煩惱，表面上裝出沒什麼事的樣子。某方面可能覺得，說出來好像會把事情鬧大，大到無處可逃。

無法完全展露自我，與迴避型的人在特徵上的強烈羞恥情感也有關。這類型的人，有點把自己的存在本身視為羞恥，認為沒有人會愛這樣的自己、接納這樣的自己。因為羞恥情感強烈，所以強烈排斥展現自己的肉體或內在。覺得自己毫無價值的赤裸裸的外表和內在更可恥，任誰都一定會想撇開視線。

這一點，應該就是迴避型的人不喜歡展現肉體這種行為的原因之一。即使身材勻稱、外貌比一般人漂亮，也可能會排斥穿泳衣或露出肌膚。對一絲不掛、讓對方看陰部、直接碰觸的性行為，更容易抱持強烈的排斥感。

太在意周遭人的眼光和他人的評價

與最前面敘述的項目重複，但迴避型的人對他人的批評和拒絕就是這麼敏感。會很在意是否給人不太好的印象？是否被討厭？是否被排斥？在不必太在意別人怎麼想的場合，也會過度在意。必須出現在眾人面前時，會滿腦子想著這件事。與人見過面後，會一直想對方覺得自己怎麼樣？逐一回想自己說過的話、對方的反應，再三反芻後，覺得果然糟透了，又繼續想真不該說那句話、對方一定會覺得自己很奇怪等等。

迴避型的人很懶得見人，有一半的原因是怕生，見面就會緊張，沒辦法把話說清楚。另一半的原因是，見完面後，會一直想著當時的事，心情動盪不安，覺得很疲憊。總之，對這種類型的人來說，與人見面這件事，從事前的心理準備，到事後的影響，都是其他類型的人無法想像的重大工程。

在DSM-IV以來的診斷基準，都很重視被他人的評價束縛住這一點，列為項目之一。但是，在DSM-5的替代案，經過整理後，被彙整到「對他人的批評和拒絕的過敏性」這一項。

不可能會有人喜歡自己

有很多狀況是，即使實際上的溝通能力絕對不差，還是對對人關係感到棘手或缺乏自信，認定自己一定沒辦法與人融洽相處。而這麼認定的根據，就是主觀覺得不可能會有人喜歡自己。

前面提到的作家井上靖，回想在報社工作時的自己，敘述如下：「我堅信自己絕對不是一個會讓人覺得愉快的人，所以，需要仰仗他人時，在交涉之前就會先預測不會成功。」（收錄在〈我的自我形成史〉《兒時記事．青春放浪》）

實際上，他身為記者見過很多人，也有見過他的人很喜歡他。然而，他還是以嚴格的觀點，來看待自己的對人關係。

相反，其他類型的人，譬如自戀性人格的人，即使雙向交流明顯有問題，當事人也完全不覺得與人往來或交流是件苦差事。有時會把自己一個人說個不停當成交流，甚至認為自己很會說話。就這點來說，對對人關係的棘手意識遠超過現實，應該就可視為疑是迴避型的一個重點。

這樣的關聯容易混淆的，就是與自閉症光譜之間的關係吧。自閉症光譜是在成長上有問題的狀態之一，特徵是相互溝通或情緒上的交流有困難、堅持同樣的行動模式、有非常局限的興趣、感覺過度敏感。在對人關係容易產生障礙這方面，有時會與迴避型人格重疊。

不過，即使是建立在自閉症光譜的基礎上，也有不偏向迴避型，而是強烈偏向自戀性的案例或那之外的類型。即使不是自閉症光譜，也有不少例子是因為後天要素，偏向了迴避型。自閉症光譜僅僅是迴避型人格的因素之一。

「因為不完美感，在新的對人關係的狀況下會產生壓抑」是診斷基準的第五項，此項目也可說是後面會提到的所謂「強烈社會性不適切感及自卑感」的自我評價過低的同義內容，在DSM-5的試行方案中，已經沒有該項目。

自我評價過低，認為自己毫無長處

迴避型人格的人的最大特徵，是非常貶低自己。這類型的人，不論有多少優點、累積多少實績，還是覺得自己無能、缺乏魅力、是個不完美的人。這個想法非常堅定，再怎麼成功、再怎麼被人肯定、再怎麼被愛，都不會動搖。當倒楣事接二連三、或是經歷擊碎自我信心的否定性事件時，就更不用說了，那份堅信會更加強烈，屹立不搖。對自己的評價低於實際，太過自卑，尤其是疑似迴避型的重點。亦即，不只在失敗的時候，連身處成功顛峰，都會貶低自己的能力，懷疑那份成功。在一般來說應該會有自信的狀態下，也認為自己不行，為毫無根據的自卑感所苦。

在辨別迴避型是否為障礙程度的問題時，這點非常重要，做為是否已回復的量測標準也非常重要。被自卑感纏住、把自己想得比現狀更差、太過貶低自己的人，慢慢回復後，那種傾向也會逐漸減輕，不會再把自己說得太差。

對於達到目的與新的挑戰表現消極

在採取行動時的目標上，有很大的特徵。一般設定目標時，會把高於現狀的水準當成目標，即使目前在英文考試上只有五成的把握，應該也會以六成、七成為目標。因為是要朝向那個目標努力，所以，目標沒有高於目前水準，那個目標就沒有意義了。

然而，這樣的常識，對迴避型的人是說不通的。這個類型的人，會設定比現狀更低的目標。如果目前有五成的實力，就會想考試當時能發揮四成就不錯了。迴避型的人不會樂觀地預估今後還有成長的空間，會比較重視負面要因，譬如正式考試時，可能會緊張到無法發揮實力，或是出現自己沒看過的題目，因此考砸了，所以會做非常謹慎的預估。

但是，這麼做就不是所謂的目標了。

有個男學生在進入大學時，面臨選課。這個學生擅長電腦，也有一定程度的程式設計知識。但是，他太低估自己，以嚴格的觀點認定，自己的電腦知識與更熟悉電腦的人相比，根本等於什麼都不知道。最後選擇了以初學者為對象的基礎課程，而不是以具備電腦及程式設計基礎知識的人為對象的高級課程。

開課後，那個學生發現基礎課程太簡單，都是他知道的內容。他連高級課程都跟得上，甚至遊刃有餘。結果，在電腦課方面，那個學生不得不度過兩年幾乎毫無意義的時間。然而，他不但不覺得遺憾，還很高興自己可以輕輕鬆鬆地過關。

假設，參加了三次模擬考，第一次的成績是A，後面兩次分別是B和C。不必特別有自信，只要是有一般自信的人，通常會認為沒問題。然而，迴避型的人卻會往最壞的成績C去想。若是成績C，考不上的機率大約一半。於是，心想與其做那麼危險的賭注，不如把志願學校的水準往下拉，安全考上。

即使有異性清楚地表示好感，也會擔心如果真的接受了，約對方出來，會不會遭受奇恥大辱。被自己也喜歡的人表白要求交往，也會想不順利的話該怎麼辦？被討厭該怎麼辦？把所有注意力都放在要擔心很多事的辛勞、以及失敗或麻煩的可能性上。因此會猶豫不決，心想與其最後難過，還不如不要開始。

迴避型的人的過度謹慎戰略，往往是縮小人生，而非擴大發展人生。挑戰會有失敗的危險，所以，為了避開風險，就會以維持現狀為宗旨，選擇不冒險的方向。

DSM-IV以來的診斷基準，把「失敗可能出醜」的恐懼，視為形成這種消極戰略的重要因素，非常重視。不過，在實際案例中，很多時候是與失敗會受傷的恐懼，以及困難的挑戰會增加壓力的戒心有關，比害怕出醜更嚴重。

實際上，新成立的DSM-5的替代案，並未強調「害怕出醜」的部分，而是著重於「試圖逃避達到目的的努力及新的挑戰」這件事本身。

精神分裂人格

根據DSM-IV以來的診斷基準，並部分觸及DSM-5的替代案，我們看到了迴避型人格的特徵。在DSM-5的替代案中，還有其他變更過的地方，也有必要針對那些先做說明。最大的變更在於，DSM-5的替代案中，沒有精神分裂人格障礙這個診斷類別，因此，這個部分被合併在迴避型人格障礙內。結果，新提案的診斷基準，適用範圍擴大了，但是，沒有到達某種程度的精神分裂人格障礙的基準，就不必診斷，這意味著診斷的門檻提升了。

所謂精神分裂人格障礙，是對於擁有對人關係這件事，感受不到喜悅也沒有興趣，喜歡孤獨生活模式的類型。與其實想追求親密關係，但因害怕被拒絕而不敢靠近的迴避型，有本質上的差異。但是，在DSM-5的替代案中，把這個類型也大致列入了迴避型。因為有不少人認為，從外觀來看，兩者很難分辨，再者，很多時候連當事人都不知道自己是否真的想追求親密關係，所以沒有必要將兩者區分開來。

不過，新的診斷基準沒有被正式採用，停留在替代案階段，也顯示目前尚有許多爭議，不少人認為還是以往的分類較為理想。

併入精神分裂人格障礙後，替代案除了上述之外，其他部分的診斷基準也有了改變。讓我們來看看重要的變更點。

在DSM-5的替代案中，是分為人格的「機能性特性」與「病理性特性」，針對迴避型人格舉出了下列特徵。

（1）機能性特性

①社會性不適切感與缺乏魅力、自卑感相結合的過低自我評價，以及強烈的羞恥情感。

②對追求目的、冒風險、從事新活動等表現消極，行動基準太過謹慎。

③太過擔心會不會被責難、批評、拒絕。

④必須確定不會被拒絕，才願意與他人往來。

被列舉為機能性特性的四個項目，內容是依據DSM-IV以來的診斷基準。診斷條件為符合其中兩項以上。

被認為差異極大的是，另一個病理性特性。

（2）病理性特性

①愛操煩：過度擔心與人接觸的狀況，或過去的不愉快經驗也可能在將來發生。

②繭居：在社會性場合沉默寡言，逃避與人接觸或社交，不會主動建立對人關係。

③無快感症：缺乏從人生體會得到的快樂，不想參與那樣的活動，也欠缺那種欲望。缺少對事物感到喜悅、有興趣的能力。

④逃避親密性：逃避親密關係、戀愛、依戀他人、有性關係等。

以前的迴避型診斷，並不包含這些項目，但是，①、②、④項，向來被視為會隨迴避型產生的病理或問題點。問題在於③。所謂的無快感症，向來被視為精神分裂人格障礙的特徵，然而，一般認為迴避型並非如此。

究竟是對擁有對人關係感受不到喜悅，根本不想追求呢？或者是，其實很想追求，但有強烈的精神疲憊感與不安，不能放心接觸，所以無法到達親密關係呢？這一點是非常重要的差異。然而，如前所述，在DSM-5的替代案中，試圖將兩者合併處理。關於這一點，也有不少爭議。

在四個項目中，①是必須的。其他三個項目，必須符合其中兩項以上。至於③，不符合也可診斷，但今後可能會再做某種修正。

接下來將針對各項目，做更詳細的探討。

總擔心不好的事及其可能性

在替代案中，被當成迴避型的主要病理提出來的是「愛操煩」，亦即，總想著消極面，感到強烈的不安。在替代案中，這是必要條件。

不過，在此點上，應該也有爭議。因為在迴避型的類型中，有不少案例會巧妙地閃躲，不去面對問題，以免不安或擔憂潛入內心，藉此保護自己。即使在表面上的提問，問到「有沒有什麼煩惱或不安？」，得到的答案可能頂多就是「完全沒有」、「普通」。

更深入內心，可以看到因過度不安與憂慮而動彈不得的狀況，但是，有不少時候要大費周章才能走到那一步。光以字面意思去理解這種表面上的診斷基準，就會讓真正最會逃避的人，變成不符合條件。

就此意而言，這個項目不能只看表面上的行動與反應，更要當成隱藏在那背後的病理來解讀。若當成迴避型的人在行動上踩煞車的病態思考來理解，便可說是非常重要的特性。

在前述的「對新挑戰表現消極」的項目中也提到，迴避型的人會過度放大不好的可能性勝過好的可能性，自我擴大憂慮，對事情過度悲觀，認為終究不會有結果。這裡面存在著加深不安的惡循環。自己並不會察覺自己有刻意往壞處想的毛病，而是認為既然有可能性，就應該擔心，否則抱著期望往好處想，萬一事與願違，會受到更大的傷害。

這個類型的人，會把事情往壞處想，也有認為做最壞的打算就不會因發生更壞的事而失望、絕望的心理層面。也就是說，希望能預防將來受到傷害的心情，也跟往壞處想的習慣相關。

然而，實際上，往壞處想，只會更不安、更沒自信，因此變得消極而蒙受損失。在第三者看來，是非常不利的生存方式，但當事人不會察覺。

不會主動與人往來

這雖非必要條件，卻是屢見不鮮的特性，亦即逃避對人關係與交際，即使處於「若是一般人必會與人接觸、培養感情」的場合，也不會主動與人往來。不會「主動」這一點，可以說是特徵。有時基於義務感、使命感，也會試著往來，但是，因為不是發自內心，所以明顯看得出來有點畏縮、無心。對方會禮貌性回應，但很多時候也可以感覺到對方的勉強，通常僅止於現場的表面往來。

也有很多案例是，雖然有一定程度的朋友，但從來沒有推心置腹地交談過，只會分享共同的愛好與興趣，僅止於表面往來，並不會有私下的往來。有時，乍看熱情洋溢，其實沒有一個算得上是朋友的人。

大多時候，會覺得碰面是件麻煩的事，不想特別花力氣去見一面。會答應對方的邀請，但大多不會主動邀請、打電話或拜訪。很容易因為對方反應冷淡而焦躁或不滿。只要對方不動作，交流很快就會中斷。

對活著這件事沒多大喜悅

放進迴避型的診斷基準，或許會有爭議，但是，在逃避與人接觸的迴避型的人當中，多少會有些人無法從生活體驗得到多大的喜悅。這樣的特性被稱為無快感症。尤其很難從與他人往來這種社會性關係得到喜悅的狀態，稱為社會性無快感症，這種狀態向來被當成精神分裂人格的特徵。社會性無快感症可來自遺傳特性，也可來自從乳幼兒時期開始的養育因素。

這個類型的人，不只社會性體驗，在所有生活體驗上，都有無法得到多大快感的傾向。

不會積極與人往來、不會熱中快樂的事，也是因為從中得到的喜悅不多。不但與他人在一起做什麼不覺得有多快樂，即使在學業或工作上獲得周遭人的讚賞，也不覺得那麼快樂。從事鍛鍊、運動、性愛等肉體性活動，也得不到多少喜悅。因此，即便是一般人覺得快樂的行為，也無法那麼熱中。

尤其是伴隨著社會性壓力和緊張的行為，帶來的苦痛遠勝過得到的喜悅。凡事都容易覺得麻煩、提不起勁來，就是因為缺少喜悅這樣的回報。所以，不會想努力。

在第一章也說過，同樣覺得與他人接觸很麻煩的人，也分為兩種類，一種類型是與他人接觸也得不到什麼喜悅，另一種類型是與他人接觸雖有快樂的一面，但更覺得神經疲憊與不安，漸漸懶得再接觸。前者是被稱為精神分裂人格的類型，後者可以說是道地的迴避型人格。

兩者之間的界線越來越不明確，似乎是近來的趨勢。有不少案例，同時存在著與人接觸得不到什麼喜悅的一面，以及想與人接觸又怕被拒絕的一面。如果與人接觸的機會減少，幾乎沒有感受喜悅的機會，那麼，感受喜悅的能力恐怕會退化。在診斷基準上，開始把兩者合併在一起，或許是顯示有很多人都已經感受不到與他人分享心情或共同行動的喜悅了，多到很難分辨兩者的程度。

逃避親密關係及性關係

逃避最近距離的關係如戀愛及性關係，是很容易伴隨迴避型人格產生的問題之一。沒有男女朋友，可能不是沒有機會，而是內心並不期待。要面對面、還要裸體袒露性器、糾纏在一起的關係，讓人感覺無處可逃，難以忍受。因此，會避開可能陷入那種情況的場合，光是發現那樣的徵兆，就會想逃走。

實際上，最近的年輕人中，有不少人覺得談戀愛「很麻煩」。也有不少人滿心期待，但還沒談就先覺得煩了。

有迴避型傾向的女性，接受意中人的告白，有了男友後，一面覺得很開心，一面也覺得很麻煩。一個人的時候逍遙自在，開始交往後，必須配合對方的步調，不得不忍耐的事情也多了。有時要擔心對方怎麼看待自己、有時要擔心會不會被討厭，有時會被對方要求觸摸身體。不願意的時候，為了怕對方失望，也要勉強裝出個樣子來，有時想拒絕也拒絕不了。想到那些狀況，就覺得麻煩。

原本，開始戀愛時應該會有升上了天般飄飄然的喜悅，把那種厭煩的感情統統趕走。然而，得到的喜悅太少，痛苦的感覺就會更強烈，連談戀愛都覺得麻煩了。

紛爭及無處可逃的環境會形成壓力

在診斷基準中並未直接提及，但除了提及的部分外，還是有其他經常伴隨的症狀或問題，我將針對這些做敘述。

（1）不喜歡對立或紛爭

試圖避免紛爭或感情用事的衝突的傾向，雖未列入診斷基準，卻是屢見不鮮的特徵之一。遭受不正當的攻擊或責難時，寧可選擇退一步忍氣吞聲，也不想因反擊而造成更嚴重的紛爭。這麼做，紛爭或許不會更嚴重，但有些對手可能會無法滿足，越說越激動，因為沒有遭到反擊，就隨著心情暢所欲言，把所有壓力都發洩出來。迴避型的人就會被當成騷擾或霸凌的犧牲品。

光是覺得會形成紛爭或爭執，迴避型的人就有可能主動退出。不會為了堅持自己的權利，做出因爭執而讓自己難過的事。與其那樣，寧可自己放棄。

如果是應該要堅持的事，只因為會造成感情上的對立便打消念頭，就疑似有迴避型的傾向。

或許也跟受過傷害的經驗有關，迴避型人格的人不擅長面對強烈的感情。憤怒、悲哀等負面感情就不用說了，即便是好感與親密的正面感情，被迫坦然面對時，也只會覺得不舒服。

很多時候，即使是好的感情，也會覺得用情太深的人很難應付。這個類型的小孩，其實很怕熱血老師，老師的指導太熱情，上學反而會變成很累的事。

在性方面，也大多比較喜歡男性化的女性或中性的男性等荷爾蒙不會太過濃厚的類型，勝過所謂有男性或女性魅力的人。這應該與性要素帶來的喜悅，遠不如所造成的負擔有關。

（2）想確保逃避場所

最後的另一項，沒有被列入任何診斷基準中，但我長期接觸迴避型的人，感覺這是特徵之一，那就是對這個類型的人來說，沒有逃避場所的狀態，會造成非常大的壓力。

很多案例顯示，總是在尋找某個逃避場所，就是人生的全部。譬如，已經就業了，但現在的工作對那個人來說只是暫時的狀態，其實還有其他更想做的事，做現在的工作只是為了生活。抱著哪天要做自己真正想做的事的希望，可以成為心靈的逃避場所，也能成為支柱。

逃避場所可以是讀書、是遊戲、是戶外活動、是網路上的朋友、是賭博或股票投資、是研究或創作。迴避型的人的特徵，就是在那個人心中，在逃避場所比較能感覺到遠超過正職的生存意義、希望、救贖。

必須扛起責任和負擔時，在沒有逃避場所的狀況下，很容易快速消耗體力。有逃避場所，就能提高耐力。也就是說，請迴避型的人做事，若過度斬斷退路、過度強調責任，都很容易造成反效果。聽到「不許失敗、背水一戰去做」之類的激勵，這類型的人不但提不起士氣，還會覺得負擔太重，很容易被擊潰。

給予逃避場所，反而會有好結果。說「盡力就好，責任由我來扛」，或說「失敗也沒關係，放心去做」，更能讓這類型的人發揮全力，順利達到目的。不停地施加壓力，只會成為妨礙，讓這類型的人失去鬥志，最後被逼到臨陣脫逃。

本質上的病理會逃避受傷害

所謂的診斷基準，幾乎都差不多，會列出好幾項基準，符合其中幾個以上的項目，才需要診斷。缺點是如同從不同角度去展現一個物體，很難浮現整體的樣貌。

要讓大家掌握全貌，且更容易想像，最有效的方法就是以廣為人知的故事角色或知名人物做為例子。譬如，說某人的心靈就像前面提到的《美女與野獸》中的野獸，會比列出診斷基準更容易懂。不過，野獸這個例子有點極端，所以用來表現迴避型人格的形象，不算貼切。

比較典型的例子，在卡通或漫畫裡的人物也常看到。譬如，《哆啦A夢》裡的角色大雄少年，雖然還是小孩，但已經開始顯現這個類型的特徵。與《海螺小姐》裡的少年角色磯野鰹相比，性格也更軟弱，欠缺自信與積極向前的動能。有強烈的不安全感，害怕外來的壓力，也與迴避型人格的特徵緊緊相扣。同樣沒有亮麗的成績，也同樣會被姊姊、爸爸罵，卻完全不當一回事的少年磯野鰹，有著在大雄少年身上看不到的堅韌。

一般認為，大雄少年的範本，不是其他人，正是作者藤子．F．不二雄本身。藤子．F．不二雄的本名是藤本弘，少年時期非常內向，缺乏自信、怕生，也沒有什麼朋友。據說是個愛哭、常被欺負的小孩，根本就是大雄的翻版。

從二次大戰結束後上場的海螺小姐，與高度經濟成長期結束的一九七〇年暢銷的哆啦A夢，可以看出少年的平均性模樣逐漸改變了。即便如此，大雄少年剛上場時，也絕不是平均性的存在，而是比較懦弱的被霸凌的孩子的代表。然而，隨著時代遷移，迴避型的懦弱，開始被描寫成某種魅力。

譬如，卡通《新世紀福音戰士》的主角碇真嗣少年，就是其中一例。雖是十四歲的設定，但他也具備有軟弱、沒自信的迴避型的特徵。但是，那樣的軟弱反而會激起讀者的共鳴。迴避型的軟弱，就像大雄少年那樣，被描寫成肯定性的魅力，而不是令人遺憾的特徵。那樣的少年，在故事裡歷經波折，逐漸成長茁壯。

同樣具備迴避型美學的作品，還有村上春樹的小說《挪威的森林》，比不同領域的新世紀福音戰士再早一點，出版於泡沫經濟時候，出版後空前暢銷。主角認識直子後，與她發生過一次關係，但感覺無法全心投入相愛這件事。那之後，直子就消失了蹤影。錯過的戀情，還沒找到回頭路，就因為直子的自殺，永遠封閉了。主角與直子都是越想得到對方，就越無法當面示愛。直到相隔死亡這個無限的距離，主角感受到難以形容的失落感，才知道自己愛著直子。

將村上本身的迴避型感性，鮮明且具體地呈現出來的這部作品，隨著歲月的流逝，不僅是日本，在全世界都引發了共鳴，顯示全世界的年輕人的感性，都逐漸傾向了迴避型。

像大雄那樣只能懦弱地被霸凌的存在，升格為碇真嗣以及《挪威的森林》的主角那種活在戲劇性苦惱裡的存在，成為生存方式的典範，甚至可以說是成了英雄。也因為如此，才會擁有那麼多的讀者。

以村上春樹為例的迴避型

村上春樹現在不僅是國民作家，更以Harukimurakami之名擁有全世界許多書迷。然而，他的生活模式就跟他創造出來的主角一樣，具有迴避型特徵。不太出現在大眾前、避開媒體的傾向，就是特徵之一。

因為很少上電視，也很少出現在大眾面前，所以，村上春樹只要現身就會成為新聞。關於這一點，村上自己曾說過理由之一是「不希望大家看到我的長相感到失望」。就好像在說「是非常怕生的性格，在不認識的人面前，臉部會僵硬」（拓植光彥《村上春樹的秘密》）。

村上春樹或許稱不上是帥哥，但知性、高雅的風度，綻放出一定的光彩。在大眾面前根本不必害羞，但他本人就是那麼覺得，過著避開眾人目光的生活。

此外，選擇不生孩子，或許也是這一面的呈現。在採訪中，他回答說：「尤其像我這種工作，在家裡不是從頭忙到尾嗎？所以，沒有自信生了孩子還

能繼續做下去。我算是那種很會精確地訂定模式去做的類型，所以很難適應有新的事物闖入模式裡。」（同前書）

那是很誠實的一句話。具備纖細感性的創造者，必須保護自己，以防自己的世界崩潰瓦解。因此，必須避開現實中的雜事等額外負擔。從這句話中，可看出迴避型的真髓。

像這樣，提供具體的故事角色及人物模樣，就很容易想像迴避型人格這個難以掌握的概念的全貌，也因此更比較容易看出這個類型的人的病理本質。

一言以蔽之，就是害怕受到傷害，換句話說，就是害怕自己的世界遭到破壞吧？若是在戰時的日本，這種到膽小程度的謹慎，只會是成為笑柄的懦弱吧？然而，在半世紀多的時間裡，漸漸變成許多人會產生共鳴的特性，而且是美學。

迴避型人格具有的感性，是淡白、透明的模式，甚至已成為美的基本標準。但是，我認為這是顯示，很多人對受傷這件事變得敏感，所以會在生活中避免受傷，保護自己的世界。

與社會不安障礙的關係

呈現消極、無氣力的生存方式的精神醫學上的病態，以迴避型人格障礙與精神分裂人格障礙最具代表性。除此之外，還有呈現類似狀態的障礙。先來談談這樣的障礙。

首先，一般認為很難與迴避型人格障礙做區分，且屢屢成為討論議題的，就是社會不安障礙。社會不安障礙的人，與人見面會很緊張，在眾人前面會強烈地感到不安，特徵是盡量避免在社交場合或眾人前面說話。簡單來說，就是焦慮症、人群恐慌症。

在覺得與人往來很麻煩這一點上，是呈現完全相同的症狀。只看這一點，就很難分辨兩者。因此，也有專家認為兩者可能是同樣的障礙。

但是，即使有社會不安障礙，在其他方面，也不是所有人都會逃避挑戰或逃避責任。譬如，英國有位政治家，名叫斯坦利．鮑德溫。他有嚴重的焦慮症，身為政治家卻會在演講前就開始緊張，手和聲音也都會顫抖到令人同情。但是，社會大眾都不知道。這樣的鮑德溫，最後還當上首相，扛起了全國最高層的重責大任。可以確定，他絕對不是迴避型人格障礙。

社會不安障礙與迴避型人格障礙可能同時存在，但應該是兩種不同的障礙。社會不安障礙只是很容易緊張，不擅長出現在大眾面前，並不會想逃避出現在大眾面前。有不少人如果不會緊張、沒有焦慮症，就會希望可以更活躍。

而迴避型人格障礙的人，不只是社交或與人接觸，在其他整體生活上、學業上，也都懶得挑戰或發揮最大可能性。挑戰就不用說了，連可以輕易做到的事都覺得很困難，想要逃避。兩者之間有很大的差異。

迴避型人格也與遺傳基因相關（第124頁），這兩者在遺傳性基礎上有共同點，依據成長環境以及後來的經驗，有人會有社會不安障礙、有人會有迴避型人格障礙、也有人合併兩種障礙。合併的案例不少，在這種狀況下，治療社會不安障礙也非常重要。在社會不安障礙方面，認知行動療法與藥物療法都有效。但基本上會使用沒有依賴性的藥物來治療，不會使用有依賴性的抗不安藥物。依靠抗不安藥物，反而會不好治療。

此外，環境因素也非常重要。怎麼樣的環境會成為誘因，將在下一章說明。

與自閉症光譜的關係

另一個與迴避型人格障礙關係頗深，且大多合併存在的狀態之一，是自閉症光譜。自閉症光譜是與自閉症共通的一連串症候群，特徵為①相互交流困難、缺乏社會性。②有喜歡重複相同行動模式的傾向，以及對特定領域的興趣。③感覺過度敏感。症狀從重度到輕度不一。

不會主動建立對人關係、很難形成親密關係、強烈感覺不安、緊張等部分，與迴避型的特徵共通。但是，自閉症光譜中又有種種類型，有不管對方是否願意都要接近的積極型，也有對批判、評價無感的缺乏羞恥情感的案例。未必都能套用在迴避型的傾向上。

不過，就經驗而言，成人例子的自閉症光譜有大約三分之二的案例，儘管有程度上的差異，還是會被認為是迴避型傾向。這個頻率比一般人口高出許多，所以通常認為有自閉症光譜，就容易呈現續發性迴避型傾向。過度敏感、強烈不安的傾向，再加上無法解讀現場狀況或他人心情，就會做出愚蠢的事，因此容易產生被責怪、被嘲笑、被拒絕的負面經驗，這應該也是重要因素。

在合併的案例上，即使成為基礎的自閉症光譜的特性本身沒有改變，只要靠治療改善迴避型的一面，大多就能大幅提升社會適應力。

第三章

迴避型人格與

迴避型依戀

嬰兒時期會覺得麻煩嗎？

在探討凡事都覺得麻煩的無氣力狀態的來源時，從何時開始出現這樣的狀態，或許是線索之一。

覺得麻煩的傾向，如果完全是先天性，那麼，應該從很小的時候就能看出這種傾向了。

呈現出「凡事都覺得很麻煩」的狀態的年輕人的母親，被問到孩子在乳兒時期的狀況，只有少數案例回說哺乳力虛弱，或是不太會哭，大多數案例是回說很神經質愛哭、很難哄睡，或是乳幼兒時期很活潑、精力旺盛。其中，或許也有先天性缺乏活力的孩子，但即使是年幼時健康優良的孩子，或直到小學都是積極且好奇心旺盛的孩子，也都會變成無氣力的年輕人。

把出生沒多久的嬰兒，放在母親胸前，手腳都還不靈活的嬰兒，就會拚命轉動臉部尋找乳頭，一找到乳頭就會緊緊含住吸食。剛出生的孩子，已經具備活下去的能力。

母親的乳房不是一開始就有很多奶水。在沒有人工乳的時代，攝取營養的方法只有吸乳房，所以，新生兒為了取得活下去的糧食，會拚命吸乳房。但是，母奶剛開始不夠充足，所以，小孩有時也會處於飢餓狀態。出生沒多久後體重減輕，是很平常的事。

被小孩吸久了，母奶就會越來越多，小孩的體重也會逐漸增加。但是，現在可以馬上補充人工乳，所以，也漸漸沒有拚命吸乳房的必要了。

懶得吸乳房就活不下去的時代，與體重沒增加就馬上補充人工乳，反而更輕鬆的現代，是否生活方式的態度從原點就不一樣了？這點不得而知。

不過，即使是人工乳，若不用盡全力吸，牛奶也出不來，所以，既然會長大，就代表不論喝母奶或牛奶，都不怕麻煩地攝取到了成長所必需的量。

讓我們來看看，並思考人生接下來的大關卡——走路。大多數的孩子，是一歲左右開始走路。快的孩子十個月左右，慢的孩子也差不多一歲兩個月就會走了。要學會走路，必須從扶著東西站起來開始，再練習扶著走路，最後鼓起勇氣踏出一步。要平衡小小的身體與重重的頭，不是件容易的事。經過幾百次的嘗試，不斷失敗後，才能迎來奇蹟的瞬間。

口口聲聲嫌麻煩的年輕人，也都克服了那樣的關卡。百折不撓地挑戰，學會了那樣的技能。害怕跌倒的人，即使跌倒無數次，也會哭著站起來，再三挑戰，現在才能走路走得理所當然。

由此可見，起碼在嬰兒時期，不太會有怕麻煩的傾向。

然而，在那之後，經過十年、十五年，怕麻煩的感覺卻逐漸增強，這是為什麼呢？

「覺得麻煩」的根源

我寫過「嬰兒不會覺得活著很麻煩」，但其中還是有例外，在思考這個主題之前，必須先談談這個例外。因為，這個例外的存在也跟「覺得麻煩」的根源來自何處有關。

在嬰兒當中，也有嬰兒宛如失去了存活氣力般，既不想吸奶、也不想走路、對周遭漠不關心，只是無意義地重複著同樣的動作，有時會企圖傷害自己，對疾病沒有抵抗力，沒多久就衰弱而死了。生得健健康康的孩子，也會發生這種事。

失去生存意志的嬰兒究竟是怎麼回事？答案是被迫離開母親送去了育幼院，或是得不到母親的照顧，被丟著不管。也就是說，從小被虐待、被忽視的孩子們，會呈現出只能說是「覺得活著很麻煩」的狀態。

這樣的狀態被稱為「反應性依戀障礙」，會對外界漠不關心，成長與發育明顯遲緩。嚴重的案例，會陷入酷似重度自閉症的狀態。即使是輕症，也會有情緒不穩定的傾向，譬如不想與他人進行情緒上的交流，或是盲目地靠近任何人，或是過動、衝動性引人注目。

不過，近年來發現，雖不到那種程度，但與撫養人之間的依戀有問題的案例，高達整體的三～四成。也有不少案例並沒有被虐待或忽視，但可能是不自覺地採取了有問題的撫養方式，或者母親因工作或生病不能好好照顧當事人，最後造成與母親之間的依戀變得不穩定。

從小開始的關係不深，若是慢性延續，小孩子適應了缺乏愛情的環境，就會冷酷地對待他人，成為不追求他人的好感與親切的類型。表現出這種特徵的依戀類型稱為「迴避型」。這種迴避型與迴避型人格之間是什麼關係呢？

在說明之前，為了讓第一次接觸到迴避型或依戀這兩個名詞的人也能看得懂，要先簡單說明什麼是依戀、什麼是迴避型。

支撐羈絆、守護生存的結構

我們會與他人親近、成為朋友、成為情侶、一起組織家庭、撫養小孩。社會之所以能構成社會，就是因為有這樣的人與人之間的結合。這樣的結合也被稱為羈絆。這種羈絆的現象，不純粹只是一種心理學，其實是靠生物學的結構在支撐。這個結構的原形，就是依戀。

依戀是由名為催產素的荷爾蒙掌管的結構，所有哺乳類都具備這個結構。依種類不同，作用也多少會有差異，但是，我們對貓狗有時可以產生不輸給人類的親密感、結合感，就是因為彼此都具備這個結構。

不只我們覺得親密，對方也會有同樣的感覺。這種相互性，就是依戀這個結構有趣的地方。

依戀的結構是依基因層次被編入了體內，然而，只具備遺傳基因，這個結構並不能順利運作。要順利運作，必須經過打開開關的程序。在乳兒時期被母親餵食母奶、被深情愛撫、被照顧呵護，就會打開開關，促進運作。疏忽了這個過程，不論擁有多麼正常的遺傳基因，這個結構也無法順利運作。而且，只有在受乳期的幼小期間，才能打開開關，稱為臨界期。

因為目前太忙，就完全交給別人，打算有空再去培養關係也不行。在關鍵時期全心全意照顧，是非常重要的事。

幸運的孩子得到父母全心全意的照顧，便能孕育出對父母的特別羈絆——穩定的依戀。在此必須注意的是，依戀的結構不只是羈絆的問題而已。在保護孩子的健康與發育上，這個結構扮演著不可欠缺的角色。因為催產素能預防壓力與不安，並有提升社會性及共鳴性的作用。

小時候，在催產素徹底發揮作用的環境中成長，孩子就會有堅定不移的安全感，也能培育出與人融洽相處的社會性及共鳴性。若是不幸，在沒人愛、沒人管的環境中成長，就會變成容易生病、強烈缺乏安全感的孩子。嚴重的話，也會對成長、智能、社會性的發展造成妨礙。

迴避型的生存戰略

依戀是否穩定地孕育，在一歲時就能看出明顯的不同。而且，一歲時呈現的傾向，長大後，很多人依然會呈現。

即使不是虐待或嚴重忽略的案例，在乍看是一般家庭中成長的孩子，依戀不穩定的案例也逐日增加。與母親之間的依戀穩定的類型，稱為「穩定型」。呈現不穩定依戀的類型中，對母親漠不關心、不索求關愛與照顧的類型，如前所述稱為「迴避型」。反過來，過度索求，只要母親稍微離開或照顧不周，就攻擊或拒絕母親，稱為「抵抗／矛盾型」。

就某方面來說，迴避型是適應了不受關注這件事的類型，放棄索求，處於被忽略也不在乎的狀態。而「抵抗／矛盾型」是想盡辦法爭取關愛與照顧，因此會做出為難父母的事。這個類型雖然也是缺乏關愛，但大多數的案例是在某個時段之前有過獲得滿滿關愛的時期，或是時而被關愛時而不被關愛。

在之後的成長過程中，彌補得好就會變成穩定型，相反的，受到傷害就會增加不穩定性，總之，在成人之前，會逐漸確立每個人特有的依戀型態，稱為依戀模式。迴避型依戀模式是其中之一，特徵是不追求親密關係，沒有意願與他人分享心情。與迴避型相反，追求過度的關愛與認同，就是符合小孩的「抵抗／矛盾型」的不安型依戀模式。

迴避型人格與迴避型依戀似是而非

話題再回到與迴避型人格之間的關係。迴避型人格與迴避型依戀模式，也有並存的時候，但基本上是兩回事。迴避型依戀會以不追求來取得平衡，而原本的迴避型人格，相對會想追求，但是，會陷入因恐懼而無法那麼做的掙扎。

因此，迴避型的孩子長大後，會更冷酷，被養育成對他人毫不在乎的類型的人。

古代希臘的國家斯巴達，小孩一出生就被迫與父母分開，接受嚴格訓練。結果，斯巴達的戰士都很勇敢、殘忍，具備不怕死的堅強，舉世聞名。起碼在培育強大戰士上，斯巴達式是有用的。但是，是否適合用來教育溫厚、充滿人情味的人民，就值得懷疑了。

長年來的研究證實，迴避型的孩子容易引發暴力、不當行為、霸凌、反社會性行動等破壞性行動方面的問題。有時，得不到溫暖、寵愛，就會試圖以武力掌控對方。他們本身就是這樣被養育長大的，所以就某方面來說，學會這樣的行為也是無可厚非。

此外，他們都有不擅長表露情感，或透過語言來溝通的傾向。因此，在身體發出慘叫之前，會不斷隱忍，形成身心症及解離性障礙的風險極高。看似堅強，其實有其脆弱之處。

小時候呈現迴避型，長大後也可能變成迴避型人格，但是，較為典型的是發展成自戀性人格，或反社會性人格，或精神分裂人格。這三種人格有很大的共同點，就是缺乏共鳴感、冷酷，很難察覺對方的心情或痛苦。

令人意外的是，同樣使用「迴避」兩個字，建立在迴避型人格基礎上的依戀模式，卻大多不是迴避型依戀模式。迴避型人格的人，對於是否為他人所接納十分敏感，因此會避免與他人接觸。而迴避型依戀模式的人，並不在意他人的評價，姑且不論是好或壞，就是反應遲鈍。

「迴避型人格」與「恐懼．迴避型依戀」

既然建立在迴避型人格基礎上的依戀模式，大多不是迴避型依戀模式，那麼，是怎麼樣的依戀模式呢？

就是迴避型再合併強烈擔心是否為他人所接納的不安型的類型，稱為

迴避型依戀的種類與特徵

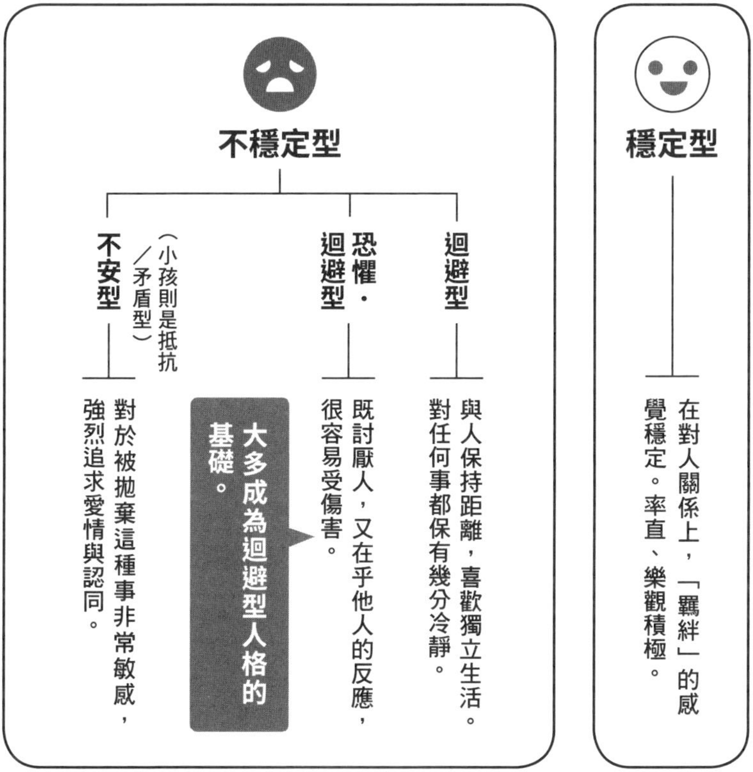

不穩定型
迴避型
與人保持距離，喜歡獨立生活。對任何事都保有幾分冷靜。
恐懼・迴避型
既討厭人，又在乎他人的反應，很容易受傷害。
大多成為迴避型人格的基礎。
不安型
（小孩則是抵抗／矛盾型）
對於被拋棄這種事非常敏感，強烈追求愛情與認同。
穩定型
在對人關係上，「羈絆」的感覺穩定。率直、樂觀積極。

「恐懼・迴避型」。這個恐懼・迴避型，是迴避型人格中最典型的依戀模式。

另外，迴避型之中，精神分裂傾向強烈的類型，有迴避型依戀模式建立在基礎上，會更冷酷，更不在意他人的感覺。

相對於此，恐懼・迴避型是隨時處於會不會被對方拒絕的恐懼中，最後逃避親密關係，這點可說是等同於原本的迴避型人格的定義。

因為害怕被拒絕而不靠近，但心底深處卻渴望被愛。因此，迴避型人格的人，發展成親密關係後，就不再像以前那麼疏離、靦腆，並不稀奇。

面對身邊親密的人，會強烈展現出害怕被拋棄的不安型的一面，遠勝過迴避型的一面。因此，可能會因為害怕失去對方，而在失去之前先行離去，或是反過來強烈掌控對方，試圖獨占對方。也很容易過度依賴對方，只要事不如己意，就把不滿和憤怒發洩在對方身上。看到原本那麼謙讓、溫順的伴侶驟變，對方會非常困惑。

而且，因為還存在著不擅長說真心話與表達心情的部分，所以身為伴侶也很難搞清楚對方想要什麼。聽對方說「討厭」，只好離開，卻又被怒罵

「笨蛋」。

因此，迴避型人格的人，在對外關係與親密關係上，很容易露出完全不同的一張臉。對外露出的臉，是保持距離、不輕易讓對方接近、或戴著好孩子假面具的表面上的臉，很難有更進一步的關係。但是，只要越過那條防線，展露過一次內心，就會露出有強烈愛情欲望、認同欲望的一面，開始以高期待和高要求相逼。以尖酸刻薄、否定性的評價攻擊最依賴的人，也不稀奇。

逃避糾葛的迴避型、苦苦掙扎的迴避型

迴避型人格的案例，若是恐懼．迴避型建立在基礎上的典型，心裡就會抱持強烈的掙扎。想被愛，但沒辦法坦然表達情感，很多時候連對方表現出來的好感都無法相信。然後，為了不受到傷害，自行離開。

寫出《命運》、合唱時愛唱的《第九》等交響曲，以及《悲愴》、《熱情》等鋼琴奏鳴曲的貝多芬，似乎就是迴避型依戀模式的人。像他那麼渴望被

愛、卻又那麼不善於被愛的人，恐怕很少見。那無窮無盡的壕溝，讓他的命運更充滿了苦惱，也因此為他帶來了無數的名作。

貝多芬的父親是個男高音，因為酗酒而無法往上爬。他如同虐待般逼迫貝多芬學習樂器，把貝多芬當成賺取生活費的道具。十六歲時，母親去世，一家的生計就落在還是少年的貝多芬的雙肩上。儘管才華逐漸被認同，獲得喝采，但聽覺障礙的試煉，讓他的人生充斥著更多的苦惱。他把愛情獻給了成為自己學生的女性和貴族女性，但都沒有結果。要說他理想太高，只愛身分高、有教養的女性也行，但是，就深層心理面來看，說不定他是只能放心去愛追不到的對象。

其實，貝多芬是個比遺留下來的肖像畫更帥的男性，也有女性迷上他的才華，與他相愛，結果每次都是無疾而終，說不定是因為有另一個不希望愛情開花結果的他。

迴避型與渴望被愛卻又害怕相愛的恐懼．迴避型不同，很少有內心糾葛，也不太會煩惱。迴避型的生存戰略本身，就是以避開苦惱的麻煩事為最優先。所以，基本方針是不期待也不支持情緒化的事情。本來就不太想追求，所以不與人接觸、沒有心情的交流，也不怎麼痛苦。

而恐懼‧迴避型是渴望為他人所接納、渴望被愛，卻沒辦法實現，所以會痛苦。

《美女與野獸》裡的野獸會苦惱，就是因為心底深處渴望被愛。但是，有那樣的意願，只要心心相印，化解恐懼，也能得到愛情。

至於迴避型，雖然內心糾葛少，卻因此更難脫離那種狀況。

也會產生目前是否有必要改變那種生活模式的問題。除了內心會湧現是否有必要勉強去做那種既不好玩又不快樂的事的疑問外，也會思考是否不該被社會一般常識的生存方式困住，去摸索、實踐新的生存方式？在討論迴避的問題時，這兩種角度都不可或缺。

但是，如果只看表面上的行動，很多時候也很難分辨兩者。同樣都避免深入對人關係或社會，活得很表面。不想做麻煩事，所以只會設法做到最低必要限度，多一點點負擔或責任都覺得麻煩，這一點也很相似。同樣都缺乏積極意願和行動力，寧可一個人做什麼，也不想與人密切往來。對摻雜感情的問題、交涉感到棘手，不想做。同樣都很敏感、容易受傷，也不太能承受壓力。

想理解在年輕世代廣為流傳的無氣力、漠不關心、對活著這件事的消極態度，亦即覺得麻煩的狀態，必須針對兩者，根據各自的特性去理解。

產生迴避型依戀模式的原因

如前所述，在幼兒身上看到迴避型，最典型的是被忽視，或照顧與關愛慢性不足的案例。母親早逝，也會對依戀造成傷害。

前面提到的井上靖與毛姆、賀佛爾的共同點，是年幼時與母親生離或死別。

大家都知道，井上靖不是在父母的養育下成長，而是被寄養在沒有血緣關係的祖母家，幾乎是兩人相依為命直到小學結束。儘管有祖母的溺愛，但與父母的緣分淡薄。上國中後，也是住在學校宿舍或在外租房子，與父母分開生活。只有在金澤的高中時代前半，真正與雙親一起生活。如此疏離，以至於他對父母並沒有多少依戀的感覺。

在那樣的境遇中成長，不僅是失去母親的關愛與照料，還會對依戀這個結構造成傷害，因此在那之外的對人關係上，也只能維持冷漠、多疑的關係。井上算是幸運，遇見了精明能幹的妻子，因而走過了穩定的人生。但毛姆、賀佛爾都笨到不會愛，他們的戀情甚至成了悲劇。

即使得不到父母的關愛，但是，若有過某種程度被愛的時期，或曾經被代替母親的存在溺愛過，那麼，大多是混合不渴望愛的部分與過度渴望愛的部分。在這種狀態下，也大多會呈現恐懼．迴避型，而非單純的迴避型。

此外，若是母親很盡責，自認為很用心在養育小孩，但母親本身是依戀模式不穩定的類型，那麼，小孩就容易呈現不穩定的依戀模式。若是母親的照料慢性不足，就會成為迴避型的要因，明明渴望愛情，卻只會以責難、攻擊做為回應，就容易變成否定自我、不信任他人的強烈恐懼．迴避型。

再者，若母親離婚、再婚，對當事人的關心、照料的機會減少了，依戀就會變得不穩定。學著去適應愛情不足的狀況，可能如接下來的案例，使迴避型更強烈。

缺乏細心照料的孩子

二十一歲的大學生佑美（假名），來找我諮商，她說她與誰都只能維持表面上的關係。在大學，也是連一個可以敞開胸懷的朋友都沒有。

她說她並非從小就是這種性格。以前的她，很快就能跟任何人成為朋友，是個活潑、積極的孩子。現在的她，簡直就像另一個人。

佑美在三個兄弟姊妹中排行中間，母親也在工作，幾乎沒有受到多少照料，常常抓著母親的睡衣，吸吮手指頭。

但是，在眾人面前，她表現得很開朗、愛說話，甚至被說是「出生時嘴巴最先出來」，常帶給周遭人歡笑。小學四年級，因父母離異而轉學，是她最難過的時候。難過的不是與父親分開，而是與長久在一起的朋友分開。

母親成為單親後，生活艱難，她本想停掉學了很久的鋼琴，但母親說「不用停」，就繼續學了。為了減輕母親的負擔，她和姊姊兩人經常幫忙做家事。然而，母親的關心總是落在問題兒童的弟弟身上，她幾乎沒有被稱讚過的記憶。

國中二年級時，三十八歲的母親再婚了。家裡一下子明亮起來，起初她也很開心。但是，過沒多久，繼父就露出了另一面。繼父也是再婚，脾氣有些暴躁，不高興就會破口大罵，開始對母親和弟弟施加暴力。她幾乎是看繼父的臉色，過著畏畏縮縮的生活。漸漸地，再也不可能對母親說內心話或撒嬌，她乾脆就不再冀望了。

高中聯考時，也沒有人特別關心她，還要低聲下氣地開口說要參加模擬考、要報名費。上高中後，她宛如變了一個人，變成消極、顧慮重重的性格。陰沉的她，朋友減少了，也沒辦法由衷與班上同學打成一片。當時，她患了嚴重的潔癖症，不敢直接碰觸電車的扶手或門把。總是隨身帶著攜帶型消毒藥水，偷偷灑在手上。高中時最灰暗。上大學後可以逃離那樣的生活，是她當時唯一的一線希望。

上大學後，就各方面來說是愉快多了，潔癖症也好了。只是這幾年來蜷縮成一團的心境，沒辦法馬上復元。要與朋友發展成親密關係，也會有點猶豫。想到不過是學生之間的關係，就覺得很麻煩。總之，與他人之間的關係，都擺脫不了只限於當下時的心情。父母離婚，被迫與熟悉的土地、朋友分開時，她似乎就在自己內心下定了決心，再也不相信人與人之間的羈絆。

母親再婚組成新家庭，也只是徒增煩擾與束縛而已。最後，連一個真正關心自己的人都沒有。這樣的絕望感，想必一直纏繞在她心中。

佛教的救贖是迴避型戰略？

不論嘴巴怎麼說，任何人還是會渴望能被生養自己的存在所愛。然而，世上並非全都是這麼幸福的人。

一般而言，佛教的救贖所根據的原理，是捨棄被愛的欲望，斬斷執著，藉此脫離苦海。這根本就是被忽視的孩子，不得不做的放棄依戀的反應。靠脫離依戀，來脫離執著。實際上，釋迦等所有偉大的僧侶，就全都是拋棄家人，成為修行僧，斷絕了依戀。那位僧侶也許因此得救了，卻忘了另一半的問題。被拋棄的家人會怎麼樣呢？

他們被拋棄，依戀一定會受到傷害，從此痛苦不堪。脫離俗世，以斬斷痛苦的鎖鍊，僧侶本人或許得救了，被拋棄的人卻不得不背負起超越煩惱的痛苦。

譬如生在鎌倉時代的歌僧西行，也是因為他的出家，他的妻子被奪走了長久以來的安穩，也失去了丈夫和父親。西行是太上皇宮的武士，直接服侍鳥羽上皇。他身為武士，且擁有極高的官位，深得上皇的信賴。他卻捨棄得天獨厚的菁英地位，出家了。據說，他不僅和歌寫得好，身為武士的他也精通弓箭與兵法。由此可見，一定下了極大的決心，然而，無論如何，西行還是捨不得丟下快滿兩歲的女兒。雖然託付給弟弟後才離開，但還是掛在心上。

兩、三年後的某一天，西行來京城，忽然怎麼樣都想順便去看看孩子。

他繞到自己以前的家，從外面偷偷往裡面看。他看到滿五歲的女兒，非常活潑好動，穿著打扮很不得體，跟身分卑微的小孩玩在一起。不過，頭髮像個女孩子家留到肩膀，相貌也很漂亮。他心痛地看著女兒時，被女兒發現了，女兒說：「有個可怕的高僧。」就走進家裡了。當然，她並未認出那是父親。

西行可能是擔憂女兒的穿著打扮和行為舉止，沒多久，就把女兒委託給了妻子的伯母冷泉夫人當養女。冷泉夫人答應會把她當成自己的親生女兒疼愛，然而，對貴族出身、地位高、倨傲的冷泉夫人來說，武士家族出身、有些調皮的女孩，簡直是個難以調教的燙手山芋，讓她傷透了腦筋。對女兒來說，卻是被虐待、被否定、嘗盡了辛酸。被父親拋棄、被迫離開母親、被沒有真正關愛的人撫養長大的孩子，會變得不坦率、具反抗性，也無可厚非。

這個女兒在十九歲時，與父親西行重逢。據說，剛見到曬得黝黑、瘦得皮包骨、裝扮寒磣的法師時，女兒有些躊躇，但很快就打成一片，交談甚歡。

那之後，女兒也出家了，在高野山當尼姑。已經出家的母親，也就是西行的妻子，就是住在那裡當尼姑。

西行的出家殃及妻子和女兒的人生，導致連她們都捨棄了塵世。但是，從佛教的觀點來說，或許是因為西行捨棄塵世，他的妻子和孩子才能脫離世俗，選擇進入佛門的道路。

如果說，因為領悟到怎麼追求也追求不到而放棄追求，就是所謂的斬斷執著，那麼，那並非什麼美事，而是非常悲哀的選擇。千萬不要以為，這樣就能填滿不再追求的空虛。沒有人會心甘情願不再追求，只是追求也得不到回報，才不得不放棄追求而已。

養育勝過遺傳基因

除了小時候的養育環境外，迴避型依戀模式還有其他幾個要因，現在來談談這些要因。

與孩子天生的基因層次的要因（遺傳要因）也有關係。最廣為所知的是，與自閉症光譜之間的關係。有自閉症光譜的孩子，成為迴避型的風險多少會高一些。但是，自閉症光譜有穩定型的孩子，也有呈現抵抗／矛盾型的孩子。具有同樣的遺傳要因，也會因為養育環境不同，而有不同的表現方式。

除此之外，有過度敏感傾向或神經質傾向的所謂「難養」的孩子，會有容易形成迴避型等不穩定性依戀的傾向。不過，在這種狀態下，也能大幅降低那樣的風險，端看母親對待孩子的方式。

在荷蘭進行的介入研究，已經證實了這件事。選出一百名性格明顯難應付的嬰兒，再從中隨機選出一半，只進行一般的指導，另一半在出生六個月後的三個月內，對母親進行特別指導。結果令人驚訝。

只進行一般指導的案例，很多孩子後來都呈現出迴避型的依戀。相對於此，進行特別指導的案例，大部分呈現穩定型的依戀。

即使同樣具有難應付、過度敏感的特性，只要母親在孩子幼年時期對待孩子的方式不同，就會產生極大的差別，大到宛如天生的特性就不一樣。

那麼，特別指導的內容是什麼呢？其實並不是特別困難。只是教母親在面對嬰兒時，要盡可能增加反應，以大動作、豐富的表情做反應。

為什麼這種事可以讓依戀的穩定產生可說是決定性的差異呢？因為在依戀的形成上，應答性反應與肌膚之親、擁抱同樣重要。所謂應答性反應，就是如果孩子哭了，馬上把注意力轉到孩子身上做對應，看發生了什麼變化、孩子想要什麼。如果孩子笑了，就笑著回應，試著與孩子分享心情和興趣。

相反的非應答性反應，則是不理會孩子想要什麼，只憑父母的意願，把孩子不想要的東西硬塞給孩子。光是餵奶這件事，如果是因為時間到了所以差不多該餵了，就是無視於這個應答性的做法。在孩子因肚子餓而哭的時候餵奶，才是尊重孩子主體性的應答性做法。

這些細微的不同，會產生決定性的不同。老是收到周遭人憑自己的意願硬塞的不想要的東西，與想要時收到想要的東西，會成為完全不同的體驗。

覺得他人令自己不悅的理由

面對要什麼給什麼的人，孩子會覺得安心，形成穩定的依戀。面對想要的不給，不想要的卻硬塞的人，孩子會有疏離感、覺得不安，無法培養出真正的信賴感。父母認為自己很用心在照顧孩子，卻反而帶給孩子無盡的痛苦與疏離感，形成不穩定的依戀。

以動物標準來說，有應答性反應就足夠了。但是，人類具有高度發達的情操，必須做到更高的標準。

那就是應答性反應升級後的共鳴性應答。而且，不單是反應，還必須是能夠揣摩孩子心意的反應。面對悲傷的孩子，必須給予溫柔的安慰，面對不甘心的孩子，必須理解他的心情，對孩子說：「很不甘心吧？但是，你盡力了。」面對還不能靠語言清楚說出自己感覺的孩子，若能正確揣摩孩子的心意，幫孩子說出來，給予安慰和鼓勵，孩子就會感受到自己的心意得到理解，覺得安心。

然而，也有不少父母不善於揣摩孩子的心意。沒有任何反應當然很糟，但有反應卻說出判斷錯誤的話，孩子也會有不滿足感、疏離感。抱著感覺很不好的疏離感，在錯誤溝通中成長的案例也不少。

那樣的孩子在成長過程中，心意沒有被理解過，久而久之，就不再期待會有人理解自己的心意。對這樣的人來說，與他人相處伴隨著無盡的疏離與分歧，並不是很舒服。既然不舒服，就會想避開。

與人往來會覺得「很麻煩」的主因之一是，不曾有過誰能夠理解自己心意的美好體驗。追本溯源，就是所謂「父母」的重要撫養人，無法給孩子「心意得到理解」的體驗。

與母親關係淡薄帶來的影響

志穗美（假名）當了十七年的小學老師，一直認為這份工作是天職，十分投入。能幹、早早自立的志穗美，在生活上向來沒遇過任何問題。尤其是二十多歲時的志穗美，在工作上覺得新鮮、有成就感，所以全心投入，在私生活上，也因為喜愛運動，過得十分愜意。

然而，過三十五歲後，總覺得有個莫名的疙瘩卡在心中。她還是覺得與小孩子接觸的工作很快樂，也有成就感。但是，與孩子的監護人母親接觸時，開始產生不同於以往的感覺。尤其是聽見比自己年輕的母親，為孩子的事興嘆、抱怨時，她就覺得心浮氣躁。

身為母親的辛苦與怨嘆，在道理上她都能理解，在立場上也會傾聽並給予鼓勵或建言，然而，心裡卻很想說：「那是妳自己的孩子吧？」這種話當然無論如何也不能說，但她總會在心中嘀咕：「我要照顧幾十個不是自己孩子的孩子呢！」也想過自己到底在做什麼？可以生小孩的歲月已經所剩無幾了啊。

但想歸想，她既不會迫切地想要自己的孩子，也沒遇過「願意為這個人生小孩」的人。與其做那種煩人的事，她寧可只做自己喜歡的工作和運動就好。

但是，套句她的話說「身為女人的『保鮮期』就快到了」，或許是因為這樣，她開始思考這個生活方式好嗎？為什麼只能選擇這樣的生活方式？

她也大可跟其他同事一樣，邊工作邊談戀愛、結婚、養小孩，她卻沒有那樣的意願，為什麼？

每天接觸別人的小孩，一整天照顧他們、教育他們，為什麼不會更積極想要自己的孩子呢？

起初，志穗美是為了工作壓力來做心理諮詢，沒多久後，浮現的卻是為什麼自己會在不知不覺中排除了成家養小孩這個選項的疑問。

然後，在不斷重複回顧過往的過程中，她說出了她小時候母親就一直在工作的事，以及沒有向母親撒嬌的記憶。母親跟她說話時，不是斥責就是抱怨，所以，被母親叫住時，她就會全身僵硬，做好心理準備。她深深覺得母親工作很辛苦，所以從來沒有反抗過，但曾經想過，既然這麼辛苦，不要生下自己不就好了？

但是，這些小時候的事她都忘光了。而且，在不知不覺中，把母親美化成「為家庭努力的好母親」。直到最近，重新觀察母親，才發現彼此都不了解對方。母親只會把自己想說的話，像機關槍般片面說完。感激地聽完那些話，是志穗美的職責。最近她才清楚感覺到，當這種母親的孩子是多麼煎熬的一件事。

得知近來那個奇怪感覺的真相後，志穗美隱約明白自己始終無法依賴任何人，以為只能維持表面關係的理由了。

若不能培養出健全的依戀，最容易產生的問題之一，就是對生孩子這件事容易變得消極。尤其是有迴避型傾向時，很多案例顯示會覺得孩子很麻煩，不想生孩子。自己本身若是被呵護長大，就比較容易做好要養育自己孩子的心理準備。若是缺乏那樣的前提，就會降低生孩子的意願。當事人並不清楚理由，就是覺得孩子不會帶來快樂，只會威脅到自己的世界。

不穩定的依戀，也容易使夫婦感情變得不穩定。來自與父母之間關係的負面連鎖，會延伸到各個地方。志穗美的母親，在工作上表現不錯，但可能是不善於理解他人心情的類型，而且與自己母親之間應該也沒有培養出共鳴性的羈絆。志穗美總是與他人保持距離，奠定不依靠他人的生存方式，試圖靠這樣取得平衡。因此，很多事都順利解決了，唯獨一件事解決不了，那就是與他人建立親密的關係。

過早獨立必須小心

會造成迴避型依戀模式的養育，有兩大型態。其一是前面所述的缺乏照顧與關愛，父母親沒有花太多心思的案例。從小就被放在托兒所長大的人，如果並不覺得寂寞，大多是有迴避型的傾向。因為父母或周遭人不會花心思在自己身上也不會照顧自己，所以不太會期待那種事，從某方面來說，就是早早獨立了。其實，在乖僻而無法依賴他人或與他人商量的迴避型上，這種過早獨立很容易成為特徵性的傾向。

更麻煩的是，小時候明明很獨立，到了思春期、青年期，卻不去上學、或變成繭居族，產生種種不適應，變成黏著父母的案例也不少。反倒是小時候很愛撒嬌，讓父母煞費苦心的其他兄弟姊妹，到了青年期卻活潑地往外跑，說獨立就獨立，這種情況也常發生。

此外，迴避型的人大多不會把父母看得很重要，也有不少人會經過美化，想像出完美的父母。然而，具體回顧時，浮現腦海的卻大多是沒有向父母撒嬌過的狀況，以及有煩惱時也不會找父母商量，只與父母維持表面關係的狀況。

在對人關係上，表面性傾向通常在其他人際關係上也看得到，不只是對父母。即便乍看是活躍地享受社交樂趣，也會在心中某處排除敞開心靈的關係。

與應該很親近的父母，都只能維持冷漠距離的關係，那麼，與父母之外的他人的關係，無法擁有發自內心的親近感與信賴感，也就無可厚非了。

但是，即使與父母之間的關係冷漠，只要身邊的其他大人可以更理解當事人的心情，彌補那份缺憾，也有案例在父母之外的人際關係上，可以擁有信賴與親近感。另外，到了成人階段，儘管原本對誰都沒有發自內心的信賴與親近感，卻可能因為遇到捨身忘我的情人或配偶，在家庭生活與養育孩子的經驗中，擁有了穩定性的依戀。

掌控與強迫造成的另一種迴避型

以造成迴避型的養育環境來說，最常見的是慢性缺乏照顧與關心。近來，又增加了另一個養育主因，那就是不顧本人的想法或意願，父母硬是把照料和期待強加在當事人身上的案例。

穩定的依戀是建立在本人想要便給予回應的應答性上，若是本人不想要，父母卻管東管西，就是無視這個應答性的原則，對本人來說父母將不再是「安全基地」。父母那麼做是出於善意，然而，時機不對，對孩子來說就是多管閒事，覺得主體性受到侵害，產生痛苦與疏離感。明明是善意，結果卻引發近似虐待的情況。這樣的「善意虐待」，是造成迴避型依戀的助力之一。

即使是舐犢情深的普通家庭，若是父母的期待或完美主義太過強烈，或是父母不善於理解當事人的想法，也很容易發生這樣的善意虐待，孩子會厭煩父母這樣的存在，覺得父母令自己不快。思春期以後有這樣的感覺，就某方面來說是正常現象，但是，如果從小就不得不承受那樣的不快，對孩子來說，並非幸福的狀況。

若有其他可以成為避風港的人，就能降低那種傷害。若是在只有父母與孩子的密室裡，無處可逃，成長過程中持續被父母強迫、掌控，就會像活在強制收容所裡面，以逃離眼前的不快為最優先，成為缺乏主體性或同情心的無氣力的人。對這樣的人來說，其他人都只是會侵害自己的不愉快存在，不可能會想跟那樣的其他人親密往來。只會想盡可能保持距離，不要靠近才安全。

第四章

為什麼會形成

「不想受傷害」的性格

是為了逃避什麼嗎？

迴避型強烈的人，不僅僅是嫌麻煩，逃避煩人的事而已。陷入這種狀態的年輕人，在可能與同年代的年輕人擦身而過時，會刻意繞路避開相遇。偶爾外出時，會先淋浴、洗晨澡，用吹風機把頭髮吹出完美的髮型。到了久違的學校，會彷彿昨天、前天也都來過般，正常聽課、做筆記。

若只是氣力虛弱，就沒有必要刻意避開同年代的孩子，或修飾儀容，或裝出好學生的樣子。然而，並非如此。他們是用盡所有氣力，也要迴避自己被嘲笑、被貶低的事態。

但是，無論如何避開與同年代年輕人的相遇，藉以逃脫被嘲笑或否定的危險，也逃不開自己的心、自己的思考。發現自己總是避開他人的視線或評價，像個亡命之徒過著偷偷摸摸的生活，會覺得自己很沒出息。即使能逃過他人的嘲諷，也逃不過自己的自我厭惡。

因此，為了避免那種事態，必須採取更高度的自我防衛方法。那就是使視野與思考變得狹窄，讓自己不去思考或想起可能會傷害自己的事。縮小關注和思考的範圍，就能遺忘不愉快的事實。要做到這樣，最簡單的辦法就是沉迷某件事。

所以，最強烈的迴避案例，會尋求讓自己沉迷的事，這樣就看不見那之外的事物。網路、手機能提供遊戲和滿到溢出來的訊息等快速消遣，是協助縮窄視野的優秀設備。只要把目光轉向那裡，就能遺忘可能會傷害自己的討厭現實，縱然只是在那段時間內。

但是，為什麼會對受傷害這件事敏感到這種程度呢？為什麼要一直逃避被傷害的危險呢？這裡面想必有不得不逃避的理由。

在這一章，我會從各種角度，來檢視造成迴避型人格的因素。

迴避型人格的遺傳因素與環境因素

迴避型依戀模式有一部分與遺傳因素相關，但一般認為，與養育因素也有很大的關係，太強烈的掌控與強制，與在缺乏關愛、反應的境遇中成長，同樣都是造成那種模式的因素。

那麼，迴避型人格是如何呢？一般所知，迴避型人格障礙也是遺傳因素比較大，與遺傳因素相關的比例突破六成半。環境因素的相關性，大約三分之一，看似很低，但這三分之一左右著是否會發作。環境因素不只是指養育環境，也包括在學校或社會的體驗的影響。

首先來看遺傳因素。一般所知，與迴避型人格障礙相關的遺傳基因，就是血清素轉運體的遺傳基因。血清素是神經傳達物質，與不安的抑制相關，血清素轉運體是擔任幫浦的功能，把釋放出來的血清素打上來。若是這個幫浦的性能不佳，血清素就無法發揮作用，容易感到不安、容易得憂鬱症。不過，與這個遺傳基因的關聯性，不只迴避型人格障礙，其他不安障礙及憂鬱症也都有同樣的報告，並非迴避型人格障礙的特異性。

另外，在基因層次上，與社會不安障礙有極大的共通點，但依環境性因素不同，會產生是否哪邊會發作的差異。

以七十名被診斷為迴避型人格障礙的被實驗者為對象，調查父母養育態度的挪威的研究（EiKenaes et al, 2015）顯示，被判定為不是「舐犢情深且過度保護、過度干涉」的比例，男女都不超過一成。相對於此，明明缺乏舐犢情深的照料，卻過度保護、過度干涉的家庭，男性高達六成、女性高達五成。其次，占多數的是缺乏舐犢情深的照料，但不干涉的放任家庭，男性兩成、女性約四成。

不論男女，缺乏舐犢情深的照料，都會與迴避型的傾向強烈連結。另外，若是過度保護、過度干涉的養育，男性比較會與迴避型的傾向發生關係，女性沒有男性那麼嚴重。

這個結果與臨床真實感一致，所以，缺乏舐犢情深的照料，或是過度保護、過度干涉，都有強化迴避型傾向的風險，但前者的危害較大。尤其是兩者合併，會製造出最惡劣的環境。

何謂造成恐懼．迴避型依戀的養育？

如前章所述，在迴避型人格中最具特徵性的依戀模式，並非迴避型，而是合併不安型因素的恐懼．迴避型的模式。因此，知道恐懼．迴避型如何形成，關係到對迴避型人格因素的理解。

恐懼．迴避型依戀模式，對自己或他人都抱持否定的想像，認定冷漠的他人不可能善待令人厭惡的自己，其特徵是想被愛又怕被冷漠對待，所以不敢靠近對方的矛盾掙扎。即使對方溫柔地伸出手來，也會因為否定性的思考，不相信伸出來的手，把手揮開，躲進自己的空間裡。

這些人的行動型態，是源自於小時候的什麼體驗，應該很容易想像。會有否定自我的想像，應該是長期被父母、家人說否定性的話語所造成的結果。會有他人不親切、冷漠、絕不會幫助自己的否定他人的想像，或許是因為這個人曾經求助，但得到的不是溫柔的助力，而是被冷漠推開的言語或行為，這樣的經驗深深烙印在腦海裡。

但是，這個人割捨對養育者的期待，不會做到成為迴避型的程度。這是為什麼呢？從實際的例子來思考，眼前便會浮現這樣的狀況——想要像迴避型那樣被放任不管都不行，總是被刁難的眼神監視著，害怕隨時要面對否定性的反應或對待，過著令人窒息的生活。

否定性的養育與可恥的體驗

在小時候與養育者之間培養出來的依戀基礎上，鋪陳各種體驗，就會逐漸形成統御這個人的認知、感情、行動的系統。這就是人格。後天的體驗，或許可以把初期的歪斜導往修正的方向，但大多時候，基礎傾斜了，累積堆砌的經驗就會往更加偏斜的方向發展。而且，小時候在不利的環境中成長的孩子，通常很難期待以後能夠擁有截然不同的優越環境。在那種不利的環境中，孩子為了取得平衡，自然就形成了特有的偏斜人格。這也是為了在太過殘酷的生活中求生存，而採取適應戰略的結果。

那麼，迴避型人格是在何種體驗下產生、被強化的呢？

在精神分析等力動精神醫學的理論上，把迴避型的行動視為防衛，用來避開被拒絕、失敗等體驗所帶來的恥辱。太過於依靠迴避型的行動，就是迴避型人格障礙，但是，在此要注意的是害羞與羞恥心。

所謂的羞恥心，是害怕自己完全暴露在他人面前的心情，追根究柢，就是對自己沒有自信，認為自己禁不起他人的批評，是被藐視、被討厭也無可厚非的存在。把自己當成卑微、次等的存在，就會害怕暴露在對方的視線與評價前，因此避開直接與對方面對面。

可以想像，是從小的體驗累積，形成了這樣的傾向。最典型的體驗，就是在成長過程中不斷被父母數落失敗或缺點。很多人都沒有被稱讚的記憶，回顧過往都是被斥責。被父母當成無能、沒優點的存在撫養長大，即便其實有優秀的能力和長處，也很容易變成沒有自信的人。被拿來跟身旁優秀的存在做比較，老是受到否定性的評價，也是常見的狀況。

二十二歲的富美子（假名），目前無業，與父母同住，心想必須早點出社會，非常著急，卻覺得越是這麼想越無法採取行動。

害怕出社會，不敢憑自己的意志行動。想做什麼時，反正做不好的否定性思考就會不斷冒出來，阻斷行動。

然而，她說她並非一開始就是這種個性，正好完全相反。小學三、四年級以前的富美子，積極、充滿行動力，是領導型人物。好勝的她，總是第一個舉手發表意見，越是困難的事越是熱心投入。

這樣的富美子上國中後，變成了總是戰戰兢兢、沒有自信的女學生。究竟發生了什麼事？

唯一可能的關聯，就是與母親的相處方式。她的母親從不褒獎她，只會斥責她做不好的地方。光是這樣也就罷了，最大的問題在於斥責方式。當富美子做錯什麼事時，她的母親不只是告誡她而已，還喜歡大肆宣傳，把這件事告訴周遭的人，讓大家一起貶低她，把她當成笑話。會故意對父親或上面的兄弟姊妹說：「我告訴你們，這孩子居然連這種事都做不來。」

這種時候，富美子都是瑟縮地強忍恥辱。覺得自己是成為笑柄的蠢貨的意識，逐漸烙印在心底，遠勝過做錯事的意識。

原本是樂天派、不怕做錯、暢所欲言的富美子，不知從何時開始害怕會被人嘲笑，變成了膽小的孩子，連知道的事都會猶豫該不該說。

在學校的體驗與朋友關係也會造成影響

在父母的養育上落井下石的是，在學校的體驗，以及與朋友之間的關係。上課時被周遭人嘲笑，或是被老師責罵的體驗，會刺激羞恥意識。害怕再被嘲笑、斥責，對這種事變得敏感，就會避開類似的狀況。只要有失敗的可能，就會避免被指名或在大眾面前發表之類的事。因此，最安全的做法，就是不去上學。因為這類失敗體驗或可恥的事而不去學校，是常見的案例。

迴避型人格的人，大多有過那樣的體驗，缺乏自信。尤其對於與人面對面說什麼，或是在人前做什麼這種事，會覺得羞恥，強烈排斥。

被霸凌的後遺症

被否定的體驗，尤其是可恥的體驗，都是成為迴避型人格的因素之一。但是，迴避型人格的人，被霸凌的體驗也不少。

霸凌是剝奪他人的容身之處、否定他人存在價值的行為，光是這樣，傷害就很大了。但是，使傷害更加複雜的是，又摻入了羞恥的情感。所謂的霸凌，不同於明顯的暴力，經常伴隨在人前被戲弄、被欺凌的狀況。霸凌帶有看好戲的要素，大家看到成為犧牲品的人困窘的模樣，會覺得很好玩。因此，被害人會有受到侮辱或羞恥的感覺。

會猶豫該不該說出被霸凌的事，也是這個原因。除了受傷，還會當成可恥的體驗，所以會羞於把事情告訴他人。受傷的感覺與羞恥的感覺結合，便形成了麻煩的自卑感（心理性複合體）。

若純粹只是傷人的攻擊，說是對方的錯就解決了。然而，覺得羞恥是包含了否定性的自我評價，認為自己也很窩囊，是被人取笑的存在。這樣，就很難靠「都是對方的錯」來排解事情了。霸凌不單只是攻擊，也是這樣的心理操作。

沒自信與羞恥感交雜的迴避型人格特有的心理，會被霸凌激發出來，並更加強化。

為心情沮喪與無氣力煩惱的女性

已經二十七歲的阿碧（假名），心情長期慢性沮喪、無氣力，為此煩惱不已。在人前也會非常緊張，生活幾乎是繭居，不太外出。原本在其他醫療機構拿藥接受治療，但一直不見好轉。也做過發育檢查，但沒檢查出發育障礙。現在也還在服用抗憂鬱藥。

令阿碧困擾的事情之一，是「很在意他人說的話或行為，會往壞處想。

聽到沒有惡意的話，也會受傷」，對他人的否定性評價非常敏感。

阿碧從小就有強烈的不安感，思想也比較消極。因此，容易被個性強硬的人掌控，無法反抗。被說難聽的話也無法反駁，只能聽對方說。對霸凌的一方來說，更方便霸凌。置身於女生團體的狹縫裡，在無法順暢地遊走、沒有立足之地的狀況下，日子一直很難過。

阿碧的救贖是讀書和繪畫。在美術大學度過的四年，與其他時代不同，不會被捲入派系鬥爭，也不會被同伴排擠。每個人都活得很自我，所以全班同學的感情都很好。向來認為自己不擅長社交的阿碧，還被周遭人說成社交高手。她從來沒想過會聽到這樣的話，自我否定的想法也淡化了。

但是，就業晚了一步。對於出社會，她還是有些猶豫，磨磨蹭蹭一段時間後，都沒有公司招人了。她把這件事告訴很照顧她的老師，老師問她要不要來自己的事務所，她就去那裡工作了。但是，不好意思一直在那裡麻煩老師，就去設計事務所面試，結果錄取了。到這裡都還順利，但是，跟在老師那裡工作時完全不一樣，被說了很嚴厲的話。不管她怎麼改、怎麼改，還是被挑毛病。她漸漸失去自信，辭職了，從此以後再也不敢出去工作，開始過著無氣力的生活。

迴避型的人對否定性的評價過度敏感，如果付出很大的努力，卻得不到好的評價，很容易就失去了自信；然後會喚起以前的否定性體驗的記憶，即使只是在工作上被苛責，也會覺得整個人格都被否定了。但是，這類型的人如果置身於有安全感的環境，也能逐漸發揮實力。

那之後，阿碧害怕再做設計師的工作，選擇了一般事務員的工作。在那裡，她協助製作網頁、廣告、商品陳列，工作能力得到上司的肯定，實際做起了設計師的工作。雖不是面對客戶的工作，但阿碧親手製作的商品的銷售額急速增加，在公司也獲得不錯的評價。有不少迴避型的人跟阿碧一樣，對自己的評價過低，但其實具備優秀的能力。不好好利用那樣的才華，真的很可惜。

「反正我就是不行」的主觀意識

否定性體驗、尤其是可恥的體驗，會造成迴避型人格的假設，已經從精神分析分出來，也沿用在已發展的認知療法上。例如，認知療法的創始者亞倫·貝克（Aaron T. Beck）認為，迴避型人格障礙的人，具有「反正自己一定會被拒絕」的錯誤信念，所以，害怕擁有對人關係，面對親密關係的要求，也會猶豫不決。

迴避型的人深信，自己大大不完美，與他人不同，是他人都不會喜歡的存在。而且有錯誤的認定，對他們來說，他人都對自己不好、不感興趣，一定會拒絕自己。他們認為自己不值得愛、認為期待他人對自己好也只會落空，這樣的雙重主觀認定，使他們無法跨入親密關係。

即使與他人有往來，也會因為否定性的主觀意識，把對方的反應往壞的方向去想，還是認為自己被拒絕、被疏遠，更加強是自己不好的認定。即使有好的體驗，也會因為其他不好的體驗，全都被抹殺了，最後得到的結論是果然沒有人會接受自己。其特徵是在自我形象、他人形象上都很悲觀。

心理療法家蘿娜・史密斯・班傑明（Lorna Smith Benjamin）認為，迴避型人格障礙的人，雖然經常面對父母或家人的吹毛求疵、冷嘲熱諷，受到否定性的評價，卻還是跟父母或家人有比較強的連結，某種程度可以敞開心靈，也有依賴他們的一面。

其實是渴望被愛、被他人接受，卻因為想逃避否定性評價或被拒絕的恐懼，無論如何都會變得膽小。但是，花時間慢慢融入，取得敞開心靈也沒問題的安全感，也能保有與家人之間般的親密關係。

這類型的人不太會說出心裡話，但也想得到父母的愛、父母的肯定。其中有不少人看起來冷漠，其實比一般人更關心家人。

但是，這類型的人不會主動積極地撒嬌、說出自己的心情，所以父母有時候也很難理解他們的心情。若其他兄弟姊妹是開朗、會隨便撒嬌的類型，那麼，父母就會像以下的例子，把關心都給了他們。這麼一來，這個類型的人就像待在陰暗處，缺乏日照。

向陽處的姊姊與陰暗處的妹妹

沙奈惠（假名）做任何事都沒有氣力，一心一意想考證照而進入的通訊大學也沒去，一直處於鬱鬱不樂的狀態。明知道非做不可，還是會把重要的事一延再延，把時間用來發呆或是花在網路等無關緊要的事情上，過著散漫的日子。不論做什麼都覺得麻煩。為什麼會變成這樣呢？

沙奈惠的父母都在工作，母親是老師，所以，沙奈惠剛滿一歲就被寄放在托兒所。最初的記憶，是在托兒所的沙地玩的場景，但也有經常哭泣的記憶。大她兩歲的姊姊活潑、精明，不像她那麼內向還有點愛哭。姊姊什麼話都會說，也很會撒嬌，沙奈惠正好相反，不太會主動撒嬌或找人說話。

平時安靜乖巧，什麼都不說，但是，有時遇到不開心的事，會變得特別倔強，擺出一張臭臉。常因為這樣被母親罵「任性」或「不要那麼拗」。母親喜歡會隨意撒嬌的姊姊，覺得不會說心裡話也不會撒嬌的沙奈惠很難相處，是個不惹人疼的孩子。

母親很忙，所以，孩子們自己做好自己的事是基本，不太有麻煩母親的記憶。在其他家庭，母親可能會依照課表替孩子們檢查筆記和課本，但母親幾乎沒做過那種事，所以，自己忘記就完了。她不是那種浮躁或粗心的人，但還是有幾次因為忘了帶東西，覺得很丟臉。她上課認真聽課，成績也還好，但是，與優秀的姊姊相比，毫不起眼。又不會洞察狀況，敏捷地採取行動，做事毫無要領。在這方面，與機警的姊姊相比，更讓當老師的母親覺得她是個沒用的孩子。

即便如此，在國中一年級以前，都沒有什麼大問題。第一次嘗到挫折的滋味，是在國中二年級。她參加了網球社，在雙人賽中，扯了搭檔同伴的後腿，她覺得比賽輸了是自己的錯。搭檔什麼話都沒說，她卻認為搭檔已經不想再跟自己組隊了，常常不去練習。沒多久，搭檔的女孩就跟其他人組隊了，她覺得自己果然是顆絆腳石，就離開了網球社。

之後，她覺得只剩下讀書可以宣示自己的存在，就埋頭苦讀。她盡自己所能用功讀書，考進了升學名校，卻因此讓自己陷入了窘境。她減少睡眠時間，半夜爬起來讀書讀到天亮，成績也只能勉強維持中等。儘管那麼努力，只要稍微一放鬆，成績就會很快往下掉。沙奈惠漸漸喘不過氣來。高二第一學期，搞壞了身體沒辦法如願讀書也是原因之一，成績掉到慘不忍睹的地步。母親和父親都責罵她說：「這樣的成績根本上不了大學。」連她自己都感覺到，自己與一次就考上國立大學的姊姊之間的差異。

自己再怎麼努力都沒有用的失敗感之類的意識，從此盤據在沙奈惠的心底。但是，唯獨自尊心特別強，模擬考試時，選擇的志願校全都是不可能考得上的名大學。

一旦開始失速，意願便跟著下滑，不再像以前那麼努力了。當然沒考上志願校，進入了用來墊底的私立大學。她也不想變成這樣，心中某處有些瞧不起那所大學，也瞧不起那所大學的學生。這樣劃清界線往來，根本不可能與朋友打成一片。久而久之，交不到知心朋友，就被孤立了。去大學上課越來越痛苦，暑假過後，她開始經常請假。父母對這樣的沙奈惠很冷漠，逼她說：「不去就退學啊。」最後大學就中輟了。

不論做什麼都不順遂。沒有人會接納自己、做什麼都會失敗的心情，越來越強烈。經常一整天窩在房間裡，躺在床上無所事事。那時候是人生谷底，簡直就是閉不出門的尼特族。

看到沙奈惠那個樣子，父母也開始擔心了。怕她可能得了什麼病，帶她去看附近的精神科，經過問診和簡單檢查後，被診斷為注意力缺失症（ＡＤＤ）。ＡＤＤ是與生俱來的腦的機能性因素，是注意力明顯下降的狀態。診察醫師把重點放在沙奈惠曾經為忘記東西而感到羞恥的體驗上，所以懷疑是這個障礙。但是，後來知道根本是誤診。沙奈惠的缺乏自信、惴惴不安、注意力低下，也都被判定是ＡＤＤ的症狀。

沙奈惠知道人生的不順遂，都是因為與生俱來的障礙後，釋懷了，但也更沒有自信了。自己果然有障礙的診斷結果，讓她更覺得自己再怎麼努力，也做不好任何事。

她乾脆變得更無氣力，自暴自棄，過著什麼也不做的生活。想到不管做什麼都會失敗，就沒有動力。

這時候的救贖是看書。她從以前就喜歡看書，但課業太忙，所以有點勉強自己不去看。大學中輟後，沒事做，就開始看書消磨時間。

「若能找到跟書本相關的什麼工作該多好」的念頭，在心底隱約浮現。就在這時候的某一天，她去的書店貼出了徵兼職人員的海報。想到自己反正不會被錄取，就不敢採取行動。改天再去，看到海報不在了，她覺得很失望。

相隔約莫半年，又貼出了徵人海報。沙奈惠回到家後，鼓起勇氣打了電話給書店。從此以後，沙奈惠復活了。

為什麼不能忍受傷害？

由貝克定型化的迴避型人格障礙的病理，有另一個特性。

那就是迴避型人格障礙的人，心理上的忍受度極低。無法忍受傷害，就會想逃避心理上的負擔。例如，稍微被拒絕，迴避型人格障礙的人就無法忍受。與其受到那樣的傷害，還不如一開始就不要與人往來。事實顯示，迴避型人格障礙的人，對於沮喪、不愉快的思緒，忍受度都很低。那些負面情感、思緒，會帶給他們難以忍受的痛苦。

認知療法不會去追究原因，但是，要理解迴避型人格障礙，就不能避開這一點。

心理上的忍受度低下，是如何造成的？是與生俱來的嗎？還是後天的某種因素引起的？在此，可以想到的是依據心的外傷理論所做的說明。追根究柢，受過「某種行為會與某種不愉快的結果相連結」的教訓，才會出現迴避的反應。

例如，我有個朋友，半夜走在澀谷道玄坂的小巷，被流氓樣的男人纏住。被打得鼻青臉腫、眼鏡損毀，卻不敢衝進警察局，因為他正在離家出走中。我剛好去了他的住處，發現他垂著紅腫出血的臉，蜷縮在房內角落。即使臉上的傷勢痊癒了，他還是有段時間不敢走往道玄坂的方向。光是這樣也就罷了，還對腳步聲等聲響變得特別敏感，會東張西望地說：「有人跟蹤我。」而且比以前沉默，老是在調整眼鏡。幸好一年後，又變回了以前那個神經大條的朋友。之後我回想起來，被暴徒襲擊、凌遲這件事，應該對他造成了極大的心的傷害。

很深的心靈傷害（心靈外傷），會形成無氣力與過度敏感狀態，降低心理上的忍受度。不僅會迴避與心靈傷害相關的事物或場所，也會變得無法忍受以前可以忍受的事。宛如心的骨頭斷掉了，即使是以前可以輕鬆扛起來的負擔，也會引發劇痛。

迴避型的人，可能也發生過同樣的事吧？但是，想必他們不可能全都遭遇過大災難或暴力犯罪之類的心靈創傷。究竟是怎麼樣的心靈創傷呢？

慢性外傷症候群的迴避型

在此，我希望各位了解，所謂的心靈創傷，原因有可能是遭遇大災難或意外、犯罪受害等極度威脅到生命或安全的僅僅一次的事件。不過，僅僅一次的事件，即使不到危及生命的程度，是比較輕微的攻擊，也可能因為慢性的長期不斷重複而成為心靈創傷。

最典型的是，長期被拘禁在收容所而引發的案例。但是，在我們周遭比較容易發生的狀況，是遭受虐待或配偶暴力（ＤＶ）卻無法逃走，一直被囚禁在家庭這個牢獄裡。

長期置身於那種狀況下的人，就像有過強制收容所體驗的人，會放棄自己的主體性，被困在對他人的被動式服從與自我無力感中，廣受蠻橫的控制者喜愛，只關心如何逃避眼前的痛苦與攻擊。即便得到解脫，還是會像被蠻橫的控制者盯住般，沒有主體性，只能過著被動的、被無力感束縛的生活。

可以斷言這種事態僅是特別案例，或是例外的家庭問題嗎？乍看沒有任何問題，甚至是充滿善意的團體或家庭，是否實質上也正在發生類似的事情呢？

例如，打著考進名校的旗號，煽動孩子們與其父母，逼他們準備考試、不斷對他們施加壓力，難道不會造成類似強制收容所體驗的慢性外傷嗎？年紀尚小的孩子，參與考試戰爭，是否也會留下類似戰爭體驗的慢性外傷症候群呢？

在密室化的家庭，使用強權、不時歇斯底里地斥責孩子的父母，在孩子眼中，也可能成為掌管收容所的善變、冷酷的守衛。無力的孩子只能在斥責與罵聲中，任憑擺布。在這樣的境遇中生活好幾年的孩子，是否會放棄主體性，學會被動式服從，在自我無力感中，只想著如何逃脫眼前的痛苦呢？

越來越常聽到「教育虐待」這個說法，令人擔憂是否會在教育的美名下，破壞了孩子們的生存能力。

明明接受了優渥的教育，在被問到「想學什麼？」、「對什麼有興趣？」時，可以立即回答的孩子卻不多，大多數的孩子沒有特別想學的事，也沒有特別想做的事。從這樣的現狀可以知道，那種教育發揮的功能，不是培養而是剝奪主體性的意願或興趣，令人悲哀。

曾經歷過考試戰爭的年輕人，都產生了所謂學生無感（student apathy）的無氣力狀態。後來，競爭逐漸緩和，再加上經濟的低成長，主戰場因而從大學考試轉移到就業活動，曾出現在大學生身上的無氣力狀態，似乎沒有以前嚴重了。但是，在主體性的缺乏與被動性方面，似乎比以前更嚴重了。

年輕人試圖逃避責任與負擔、逃避挑戰，是不是因為當事人從小在非自願的狀態下被迫背負起太多的責任與負擔？是不是因為被迫太早面對不想面對的挑戰？我們將會在接下來的項目中看到，這樣的狀況已經成為切身急務。

被剝奪主體性的體驗

當事人本身的主體性興趣或意願被忽視，在周遭人片面的期待中成長，也是在迴避型的人身上常見的狀況，只是還不到慢性外傷症候群或強制收容所狀態的程度。

有個年輕人，很會讀書，成績非常好。也因為是長子，父親對他特別期許。他非常喜歡棒球，上國中時想加入棒球隊。但是，父親聽說棒球隊的練習很辛苦，擔心影響他的學業，編了很多理由，讓他打消了加入棒球隊的念頭。

他懊惱不已，又不敢違逆父親，最後聽從了父親的決定。

之後並沒有什麼問題，成績也還不錯，考進了當地的升學名校。歷經國中、高中，他對歷史產生了興趣，已經無法滿足一般大眾看的書，看起了專業的歷史書。但是，到了升大學的階段，他說他想讀歷史學系，被父親一句「讀那種系找不到工作」就駁回了。心不甘情不願的年輕人，只好選擇經濟學系作為升學目標。

他每天都到大學上課，不曾請假，該拿的學分也都拿到了。但是，他對經濟學沒興趣，空閒時讀的書都是歷史或文學。父親看到他那樣子，很不高興。

大四時，因為他不太去大學上課，家人開始發覺他似乎活得有氣無力。問他工作找得怎麼樣了？他也答不上來。再也等不及的父親，動用人脈，拜託某家大公司錄取他。只要他當天去面試，就會被錄取。

然而，面試當天，年輕人爽約了。好不容易談成的工作泡湯了，顏面盡失的父親怒氣沖天。但兒子只是低著頭，一句話也沒辯駁。最後，父親說：

「你心裡有話就說出來！」年輕人緩緩抬起頭說：「放棄我吧。」

之後，他很長一段時間過著足不出戶的生活。「反正我是無用之人」這句自我否定的話，成了這個年輕人的口頭禪。

只看這個年輕人表面上的行動，會無法理解他平白放棄十拿九穩的工作的行為，同情替他做好安排卻顏面盡失的父親。

但是，探究之前的經歷，就會看清楚，他採取的行動是為了守護自己的主體性的最後抗議。他反抗父親的意思，拒絕就業，原本可說是值得讚賞的事，然而，儘管採取了那樣的行動，他卻還是活在父親的價值觀裡，認為自己是背叛了父母期待的無用之人。反正自己是無用之人的主觀意識，經常能反映出父母的評價。

太沉重的期待與被決定的人生

現今，因為少子化越來越嚴重，父母對孩子動不動就過度保護、過度干涉，所謂被剝奪主體性的狀況，可以說是成了切身急務。儘管父母都忙於工作，在缺乏照顧中成長的案例與日俱增，但另一方面，全職主婦的母親緊跟著孩子，照顧生活、指導課業的案例也依然很多。孩子少了，加諸於他們身上的期待往往更大。有的父母都在工作，不能充分提供有溫度的照料和相處，對孩子的期待或過問卻更多，這種最糟的狀況也屢見不鮮。當父母把期待與過問，錯當成是對孩子的愛，那麼，父母的期待只會成為禍害。

近來，有迴避型傾向的年輕人與日俱增，原因之一可以說是這種最壞的組合，亦即沒把時間精神放在孩子身上，只把期待和金錢放在孩子身上，表面上看來做得很好，其實是在折磨孩子，有不少家庭陷入了這樣的狀況。

尤其當父母算是成功，或擁有社會地位較高的工作，很多時候給孩子的期待與壓力就理所當然地擴大，在不知不覺中綁住了孩子。不但侵害主體性，又長期施加壓力，可能適得其反，讓孩子綁手綁腳，陷入水深火熱之中。孩子從那裡逃脫後，也會長時間陷入無氣力狀態。即使不知道自己是誰、想做什麼，也不奇怪。

在過度保護中成長的順從的孩子

真紗美（假名）是兩姊妹中的妹妹。姊姊生性活潑，凡事主動積極。相較之下，真紗美從小安靜老實，成長過程中總是躲在姊姊背後。雖然強烈缺乏安全感，在學校、補習班都要花很長的時間才能適應，但適應後就不會有任何問題。不過，無論做任何事，從來不曾主動開口說想做什麼，都是熱心教育的母親做種種調查後，幫她選擇最好的項目做決定。真紗美從未反對過母親的決定，理所當然地照母親的決定去做。選擇國中直升高中的私立女子高中時、選擇大學時，也都是母親說選這裡不會錯，就遵從母親的意見。

自己也無法決定工作，只憑母親一句：「這裡還不錯吧？」就決定了現在的工作。但是，進公司實際工作後，因為不是特別想做的事，做得並不開心。不過，想到工作穩定，而且再忍耐三、四年，所有工作就能上手，就繼續忍著。最近也曾想過，選擇這條道路真的對嗎？但是，又沒有其他想做的事。

現在她還是感謝母親，但最近總感覺母親像是綁住她的大柱子，有時令人厭煩。母親是那種會直接給答案的人，從不問真紗美怎麼想。不知不覺中，真紗美也習慣了只等著母親的答案。沒有母親的建議，她就做不了任何決定。她厭惡這樣的自己，有時會對母親產生莫名的怒火。

工作累了，抱怨幾句，母親就會生氣地說：「妳運氣好，找到這麼穩定的工作，還有什麼不滿？」所以她也不能向母親抱怨。

某天，真紗美在電車裡發生過度換氣的症狀，再也沒辦法去公司上班，身體開始抗拒了。

順從與放棄背後的父母控制

迴避型的人無法反抗強橫的存在，不會衝突、抗拒，寧可選擇放棄、順從。其被動性、順從度都不能以道理計，連旁人看到都會無法忍受，心想為什麼不能反抗、更堅持自我？即使對方的言論完全不對、即使當事人在能力上、人格上都優秀許多，只要被強勢的人說了什麼，就會閉上嘴巴，什麼話也不回。

迴避型的人，一開始就對事物抱持某種程度的放棄。宛如快邁入老境的人，表現出像是達觀又像是悟道般的自我貶低、欲望貧瘠。把「反正自己……」之類的話當成口頭禪，一開始就放棄了，認定不可能順遂。

不擅長推開對方，堅持己見，所以，即使自己有理，遇到態度強硬的人還是會退縮。

在這樣的順從與放棄的背後，可以看到父母的過度存在感與控制。

以森鷗外為例

以《舞姬》、《山椒大叔》、《阿部一族》等作品聞名的森鷗外，本名森林太郎，也是個無法抗拒母親過度控制的人。眾所皆知，在母親峰子面前，他完全抬不起頭來，只能言聽計從。峰子原本不會太難的讀寫，為了指導兒子，開始自學，學會了漢文等等。鷗外忙於寫作時，就擔任秘書幫他做校正。

鷗外結婚後，她還是繼續干涉兒子，害得鷗外與妻子的關係生變。儘管如此，鷗外不但不認為母親的干涉是多管閒事，還非常感謝。

鷗外生在代代為醫的家庭，是備受期待的兒子。而且，因為父親、祖父都是養子，更是在期待中長大。成為醫生繼承家業，是一開始就決定的事。他記性好、優秀，更擴大了家族對他的期待。他隱瞞年齡跨級升學，進入第一大學區醫學校（現東京大學醫學院），邁向了菁英的道路。

這樣的鷗外似乎有些欠缺主體性，無法抗拒命運，正好符合文學研究者們所說的鷗外特性——Rücktritt（德文，意為放棄、達觀之念）。他會避免直接切入現實的社會問題，採取極為間接的形式來描寫其悲劇性，寫成以歷史為題材的虛構。

在創作上的這種態度，以更明顯的形式呈現在實際生活裡。

他當然不是以作家身分立足於世，而是當醫生，且終生擔任公職，以公務員的身分度過了一生。與決定辭去教職，僅靠一支筆維生的漱石，正好成對比。可以說是做了好幾層的保障，以安全為第一的生存方式。

遇到情緒性或麻煩的問題，他不會自己處理，經常是依靠他人。在德國留學時，在柏林與一位女性（在自傳小說《舞姬》裡稱為艾莉絲，以下稱艾莉絲）交往，但鷗外沒有徹底結束與艾莉絲的關係就回國了。因此，鷗外回國才兩個禮拜，艾莉絲就追到了日本。

最後說服艾莉絲，讓她回國的人，不是鷗外，而是被她哭訴的親戚和家人。鷗外根本不見艾莉絲，只是到處躲藏。

描寫他與艾莉絲之間戀情的《舞姬》，內容是艾莉絲失去他的愛情後，因絕望而精神失常，不同於他窩囊無能的現實。

在現實裡，鷗外被禁止說出自己的真心話，對這樣的他來說，以小說形式來表現，是他的避風港。

實際上，有不少作家和詩人具有迴避型的傾向。若是在現實中可以輕易做到自己想做的事，就不必刻意使用虛構的方法來表現。

拒絕成為成熟的大人

對成為社會人士後獨立的「恐懼」，以及對與伴侶相愛、被養兒育女的責任綁住的「不安」等迴避型的特徵，以其他觀點來看，也可解釋為具有「拒絕成熟為獨立大人」的一面。

若是對自己是個自立的存在還沒有自信，就會覺得當一個成熟的大人，扛起責任、出社會、結婚生子都是很大的負擔。出社會、過著與他人競爭的生活、撫養家庭、生兒育女，都要成熟為大人，喜悅才能勝過負擔。

但是，若從幼年的兒童時期，就開始強調、強灌期待與責任的思想，會形成重擔，感覺不到成為大人的喜悅與期盼。就像從小被決定了結婚對象般，成為大人這件事，根本不是帶來喜悅，而是宣告幸福的日子即將結束。

拒絕成為大人，也許是從小不能像大人那樣遊玩、長期被迫做自己不想做的事的孩子們的最後的抗議。

第五章

迴避加劇的現代人

——是適應還是進化？

環境會改變遺傳基因的作用

我已在前面章節舉出，迴避型人格是人會覺得麻煩的根本問題，並說明造成這種狀態的主因，與迴避型、尤其是恐懼・迴避型的依戀模式相關，常見的狀況是處於加劇那種狀態的否定性養育與可恥體驗中，以及長期處於過度壓力中。

以臨床真實感來說，很難不覺得這二、三十年間，迴避型的人與呈現迴避型依戀模式的人增加了。調查研究所顯示的數字，也證實了這樣的感覺。不過，都是美國的數據。在一九九〇年代，迴避型人格障礙占一般人口比率的百分之零點五～百分之一點零，頻率較低。但是，二〇〇一年到二〇〇二年的調查報告顯示，罹患率為百分之二點四。在二〇〇七年，成人的比率上升到百分之五點二（Lenzinweger etal., 2007）。

另外，雖未針對迴避型依戀模式做大規模的調查，但根據一九九〇年代之前的研究，迴避型依戀模式的比例，在歐美約占兩成。附帶一提，在開發中地區，這樣的比例很低。以前的日本也不例外，一九八五年在札幌以滿一歲的兒童為對象所做的研究，連一個案例都沒有。但是，之後，在日本的比例也與歐美齊平了。近年來以大學生為對象的調查，顯示有四成的迴避型。

就像這樣，在一般人口層次，若有這種問題的人，尤其是以年輕世代為主在增加中，那麼，就有可能不只是個別的問題，而是社會層次的變化造成的影響。在迴避型人格障礙中的遺傳因素干預較高，占大約六成的比例。但是，在肥胖指數（ＢＭＩ）中的遺傳因素干預，據推斷是百分之七十七，比迴避型更高。即便如此，因為營養狀況變好，肥胖的人還是在急劇增加中。有迴避型人格的人，因為環境層次的變化而增加也不奇怪。或許是因為社會的結構及存在方式、人們的生活模式、價值觀，都產生了激烈的變化，所以，在短短幾十年間，靠消極性戰略生存的人不知不覺增多了。

而且，近年來發現，環境變化的本身不僅改變了遺傳基因的表現，也讓遺傳基因本身產生了變化。

在思考這個問題之前，先舉個例子，來看看環境造成的生存方式的差異，以及沒多久後衍生出來的遺傳層次的差異與種類的差異。

是親情還是自戀？造成此差異的結構

在依戀的研究上，老鼠同伴中的田鼠（Japanese grass vole），是貢獻非常大的種類。草原田鼠（Microtus ochrogaster）是日本田鼠的一種，生活在美國的大草原上，以強烈的家庭羈絆聞名。因此，很適合用來做依戀的研究。

草原田鼠結為夫婦後，只要對方還活著，就會維持彼此的羈絆。與孩子之間也有強烈的依戀，孩子稍微離開父母，就會高聲尖叫。夫婦協力撫養孩子，建立雄偉的巢穴，大家庭一起生活。

然而，同樣是田鼠，住在山地的山區田鼠（M. montanus）這個種類，卻是完全不同的生活模式。山區田鼠住在簡易巢穴裡，只會在發情期與異性往來，交配完就不再見面了。母親單獨養育孩子，孩子從未見過父親，與母親之間的關係也很淡，離開母親也不太會叫。哺乳期過後，孩子就會被趕出巢穴，變成他人，只能自己活下去。

從生活模式來看，可以說是完全相反的差異，然而，在遺傳層次上，僅有些微的差異，是血緣相近的種類。這個生活模式的差異是來自哪裡呢？經過種種調查，顯示位於腦內的受體，在分布上有重要的不同。所謂受體，是傳達信號的傳達物質的接收器，傳達物質到達受體，才能傳達信號。

受體有許多種類，依傳達物質而異。在名為催產素的荷爾蒙（在腦內是發揮神經胜肽的作用）的受體，發現了決定性的不同。催產素正是掌管依戀的荷爾蒙，在腦內也扮演重要的角色。這個荷爾蒙的釋放，有產生親密感情、提高社會性、減輕壓力或不安或敏感度、讓心情變得寬容而平靜的作用。在維持羈絆與養兒育女上，是不可欠缺的角色。

接收這個催產素信號的受體，就是催產素受體。有再多的催產素，沒有催產素受體，就不能發揮催產素的效果。最近，催產素的點鼻藥普及，但是，點鼻也只是一時的效果，沒有中長期的效果。原因是即使注射催產素，受體也不會增加。亂用催產素，受體甚至會產生負調控（down regulation，持續受到過度刺激，受體數量就會減少的現象），反而有降低催產素作用的危險。附帶一提，藥物依存與酒精依存，是對產生快感的神經傳達物質多巴胺產生相同的狀況。

那麼，草原田鼠與山區田鼠，在受體的分布上有什麼不同呢？最具決定性的不同是，家人羈絆強烈的草原田鼠，在腦部伏隔核這個領域，也有非常多的催產素受體，而山區田鼠幾乎沒有。

伏隔核是快樂中樞，人會覺得快樂，或是想做快樂的事，都是因為具備產生喜悅的結構。伏隔核受到刺激，就會產生喜悅。使用興奮劑時、因賭博或玩遊戲而興奮時，也是因為伏隔核受到刺激。在伏隔核有更多的催產素受體，與他人的接觸或肉體接觸、親密關係、養兒育女等會刺激催產素分泌的行為，就會產生更大的喜悅。

有喜悅這樣的回報，就可以毫不厭倦地持續那些行為。不必沉溺於興奮劑或賭博，也可以靠與人親近、養兒育女得到快樂。

由此可以說明，草原田鼠與伴侶或家人彼此接觸，可以獲得極大的喜悅，所以能維持強烈的羈絆，而山區田鼠得不到那樣的喜悅，所以喜歡單獨生活。

使迴避型增加的環境變化是？

人類即使種類相同，也有催產素受體分布密集與稀少的人。小時候的環境，會影響到催產素受體的數量及分布。受特定撫養人周全照顧的人，會存在很多的催產素受體，促進催產素的作用。

但是，從小在缺乏關愛與照料的環境中成長，就會阻礙催產素受體的發育。這麼一來，會怎麼樣呢？會無法從與人交往或養兒育女中獲得喜悅，容易陷入更直接刺激伏隔核的物質與行為裡，導致賭博、藥物、吃東西、購物等依存，因為只有從這些事才能嘗到喜悅的滋味。從小缺乏關愛的人，患依存症、過食症的風險較高，就是這個原因。

話題回到田鼠身上，結論就是相處在一起會感到喜悅的草原田鼠，可以維持羈絆，而感受不到喜悅的山區田鼠，不會有持續性的羈絆。

或許有人覺得老鼠與人類不能混為一談，其實，唯獨依戀的結構，基本上人類和老鼠完全相同。催產素系統是哺乳類廣為共有的結構，並不是只有人類特別。發生在田鼠身上的狀況，也可能發生在人類身上。

實際上，依戀穩定的人與只能擁有淡薄依戀的人之間的差異，有點像草原田鼠與山區田鼠之間的差異。人類可以說，大多是過著草原田鼠型的生活模式。但是，這幾十年來，選擇山區田鼠型的生活模式的人急速增加。如同從迴避型與精神分裂之間的區別逐漸消失所顯示，在迴避型的人當中，帶有迴避型依戀的人增加了，在恐懼．迴避型的案例當中，迴避的部分也加劇了。以整體來看，帶有迴避型傾向的人增加，表示現代人正快速邁向山區田鼠化。

話說回來，為什麼會發生這種事呢？究竟是怎麼樣的環境變化，淡化了依戀，亦即促成了迴避型化呢？

一言以蔽之，就是近代化。近代化是各種社會變動的總稱。產業化（工業化）、都市化，提升了資本的積蓄，為人們帶來了生活上的便利、舒適。然而，表面上看來富饒的社會，實質上卻正好相反，從綠意盎然的草原變成了荒涼的山岳地帶。為了適應如此快速的環境變化，導致迴避型增加了。

適合個人主義的迴避型

社會的近代化，不只帶來了產業化、都市化等社會結構的變化。生活在那裡的人們的內在價值觀、心理狀態，也同時產生了變化。其中之一，就是個人主義的浸透。在賦予個人自由及自我實現極大價值的個人主義社會，會認為即便是共同體，也不該束縛個人。個人主義發展到極致，就會認為根本沒必要為家人、配偶、甚或孩子犧牲，更別說是為國家、故鄉犧牲奉獻。

在任誰都以自己為優先的社會，以他人為優先的人，在生存上極為不利。為了生存下來，最有利的做法是只考慮自己，對家人也不必太過重視。不重視家人的生存方式，或許不利於留下自己的子孫，但是，對個人主義而言，個人就是一切。子孫繁不繁榮、家人快不快樂，都不是那麼重要，自己本身幸不幸福才是一切。

或許有人會認為，這麼寫是不是太極端了？但是，現實中發生的事更為極端。例如，父母的教育不好，孩子索求大筆金錢的案例，在最近的諮商中屢見不鮮。也有案例是被孩子威脅，不給錢就要殺死父母，老淚縱橫的父母只好把存起來當老本的錢都給了孩子。有的案例甚至是借錢來給孩子，還是不夠，父母害怕被傷害，就連夜逃走了。

發生這樣的事，難免會想養兒育女究竟是為了什麼？

反過來，也有不是的父母，原本把孩子當繼承人、當寶貝疼愛，當孩子不如自己所願，就開始削減生活費、或把孩子趕出家門，甚或對簿公堂。也有父母把言聽計從的人迎進家門當養子女，把所有財產都留給他們，一毛錢也不留給違逆自己的孩子。

應該有人會想，早知道一開始就不該期待孩子、疼愛孩子吧？

個人主義發展到極致時，連親子都隨時可能會變成因撫養費、賠償費而對立的被告與原告。自認為是把孩子呵護著撫養長大，也可能被告虐待，所以，父母也越來越覺得，冒這種危險養育兒女並不划算。

可能有人會萌生灰暗的想法，認為連親生孩子都這樣，更何況毫無血緣關係的夫妻，說不定哪天就搖身變成了盜賊。

實際上，愛的開始是甜美的夢，結束時是殘酷的。若是結婚有了孩子，就會開始爭奪僅有的財產，宛如大批債主湧向倒閉的公司。也有不少人被撫養費和贍養費攪得一籌莫展，簡直就像未來的薪水也被扣押了。相反的，也有很多女性因為對方毀約不肯支付撫養費，只好拚命工作，一手把孩子撫養長大。

從不期待他人的親切與愛情的迴避型的生存方式，因為不作無謂的夢，所以也不會遭到背叛。冷漠的個人主義社會，殺氣騰騰，宛如寒冷的山岳地帶。要完全適應那樣的社會，最好的辦法就是讓身心都不需要他人的善意與溫暖。

放眼望去，人類似乎正朝著那個方向進化中。

體驗的統一化與失去的主體性

所謂主體性的意志，是指當事人在專注於自己的興趣中，慢慢地成長。然而，實際上，相較於從前，感覺孩子們的體驗被統一化，變得狹隘了。問每個孩子對什麼有興趣，得到的答案都是一樣的。

例如，在家被嚴格管教的孩子，很多時間都被補習班或課業剝奪，僅剩的一點空閒，就用來玩遊戲、看卡通、看漫畫、看網路動畫。不是用功讀書，就是盯著畫面。孩子們幾乎沒有時間培養社會性，或加強興趣。

如同到全國各地會看到同樣的店鱗次櫛比般，無論到哪裡，都只會看到同樣思考、同樣行動模式的孩子們。那樣的統一性，嚴重到令人害怕。

充斥各處的刺激，也是看起來多樣，其實只是表面上的多樣性，真正可以有新鮮體驗的機會正在逐漸減少中。因為已經如商品或服務般，被包裝化了，這種可以複製的體驗，不能說是真正的主體性體驗。

而且，因為ＩＴ媒體的發達，不斷被龐大的資訊轟炸，造成了資訊超載。

置身於資訊超載的狀態，人很難有主體性的思考或行動。無法區分哪個是重要資訊，當下的判斷和行動，就很容易被湊巧看到的資訊影響。

長期處於資訊超載的狀態，會引發無氣力、無感情的狀態。曾經盯著電腦、手機長達十五小時以上的人，應該都有過這樣的經驗吧？覺得新鮮的趣味、欲望消失殆盡。長期這樣下去，不難想像會發生什麼事。在中年世代，當面對現實課題的氣力低下時，原因屢屢在於看手機看太久的案例也逐漸引人注目。因為迴避現實與ＩＴ媒體的依存相結合，使迴避陷入泥淖的案例也增加了。

人類的大腦具有高度資訊處理裝置，因此在資訊革命的之前、之後，更難免會出現足以造成種類差異的影響。

迴避與心理性的過敏

沒有特別的理由，卻覺得去學校很麻煩、提不起勁來，有很多原因是對學校產生了心理性的過敏反應。這種「對學校過敏」，不到所謂「對學校恐懼」的程度，並不是絕對不能去學校，只是在不知不覺中把行動控制在避免去學校的方向。勉強去也只會讓痛苦越來越強烈，沒多久就會變成不斷重複不去學校這件事。

有很多人無論如何都去不了學校，卻能正常地兼差打工。若是這樣，就不是不能融入集團，只能說是對學校過敏的狀態。

對於「對學校過敏」的人來說，學生時代是最難熬的時代。所以，有人一離開學校，人生就整個好轉，開始精神煥發地發揮本領。

思考迴避這種現象，或許也能解釋為心理性的過敏。雖然不像心理創傷引起的恐懼症那麼嚴重，但內心會產生不快感與抵抗。是否如同花粉症的患者增加到令人擔憂那般，也有很多人變得更容易引發心理性過敏了呢？如果是，那麼，心理性過敏體質的人為什麼會增加呢？

追根究柢，所謂過敏即是「致敏」的現象，起因是針對某種抗原製造出了抗體，是過度的防禦反應。問題在於，對不必視為異物的東西，產生了過度的異物認知。這樣的過度異物認知，就是致敏。

那麼，什麼時候會發生致敏呢？已經知道的原因之一，是接觸抗原的機會越多就越容易引發致敏。特定花粉的飛散，若是沒有多到那麼多，就不會引發杉木或柏木的過敏。只偶爾接觸，就沒有必要視為異物而產生過度反應，但接觸頻率增加太多，就容易引發異物反應。

另一個原因是，當名為屏障（barrier）的防禦機構變弱，被突破時，容易引發致敏。具體來說，就像皮膚受傷，導致下層的真皮直接接觸到外部的物質，就容易引發特異反應（atopy）。若胃的消化機能不全，攝取的食物進入腸道，就會成為食物過敏的原因。

這樣的原理，也能套用在心理性的過敏上。學校也一樣，只要在適度的負擔內，引發排斥反應的危險就減少了。但是，負擔增加太多，或學校的束縛太過度，就容易提高異物性，引發排斥反應。

這時候再窮追猛打，就會造成被傷害及失敗的體驗。若是心的表皮受傷，毫無設防的真皮外露，不愉快的體驗在未完全消化的狀態下被心採納，就會提高致敏的危險。

無菌室化與漸增的對人類過敏

到了不用上學的年紀，就可以揮別「對學校過敏」。但是，在重度迴避的案例當中，有不少是對人類本身具排斥反應，很難融入社會。想接觸，但接觸就會產生排斥反應的迴避型狀態，或許可以解釋為對人類過敏。

近來年過敏激增的原因，被指出是與過度清潔的環境相關。從小在過於乾淨的環境成長，抑制過度免疫反應的結構就會發育不全，變得容易過敏。在周遭有細菌、家畜糞便或寄生蟲等東西的環境中成長，比較不容易過敏。適度感染霉菌，學會與霉菌共存的本事，會比在無菌室狀態下培養出潔癖更容易生存。

以前，在大家庭睡通鋪長大，是很平常的事，在這種環境成長的世代，與從小被隔離在嬰兒床、小孩房，在幾乎沒有機會動動身體與其他小孩玩遊戲的無菌狀態下成長的世代，難免會在視他人為異物的傾向上產生差異。

在小時候靠接觸抑制免疫反應的結構，也被稱為免疫寬容。對人類的免疫寬容一直沒有架構起來的人，越來越多了。而相當於這個免疫寬容的結構，應該就是依戀。在依戀尚未發育成熟時，就不得不踏入社會的人，很可能飽受對人類過敏的折磨。

社會的無菌室化，也是彼此接觸不足的對人關係的無情化，最後只會導致依戀這個結構無法靈活運作。現今，不僅日本，全世界都發生了這樣的變動。

第六章

與迴避型的人
融洽相處的方法

若部下是迴避型

因為年輕人的迴避型傾向越來越強，所以，最近在公司內，部下是迴避型的案例也增加了。若是具攻擊性的上司，會把部下的態度視為不積極，大感不滿，忍不住大爆發，不時猛烈斥責。但是，這種常理性的應對，通常會把事情搞得更糟糕。有不少案例，不是瞬間崩潰，就是再也不去公司了。

迴避型的人會放大期待與責任，壓力太大時，很快就崩潰了。首先，必須理解這件事。在能力上，他們十分優秀，具備獨特的感性，使用得當，便能發揮完美的自我風格。

現今時代，若不能充分活用迴避型的人，工作會忙不過來。在業務性的職場，或許能找來很多運動型或充滿自信的人，但是，在技術性或專業性高的職場，主要人物們通常是迴避型的人，把這些人排除在外，就做不成工作。該如何充分活用迴避型的部下，讓他們發揮能力，就看上司的手腕了。

那麼，必須顧慮哪些要點呢？

首先，第一個要點是，不要突然增加責任與負擔。迴避型的人即使行有餘力，面對責任與負擔的增加，還是會強烈感到不安。意識到負擔將會增加，就會失去自信，不知道自己能否承擔，心想與其那麼痛苦不如逃走。

這個類型的人，想維持現狀的傾向非常強烈。因此，光是聽說非做新的、不熟悉的工作不可，就會萌生不安，裹足不前，煩惱做不好該怎麼辦。

反之，對持續做熟悉的工作、維持現狀，毫不抗拒。即便那份工作單調到令人懷疑每天做會不會難過，很多人也不以為苦，會一直做下去。剛開始可能沒自信，但做熟了，就能做得很好。因為不太會轉移注意力，所以很少發生因厭倦而中途落跑的事。

充滿自信的高度自戀的人，或喜歡挑戰新事物的具有高度好奇心的人，正好相反，以短期來說，學習速度很快，會有亮眼的表現，或以驚人的效率吸引大家的目光，但是，工作才剛上手，熱忱和興趣就會急劇下降，又把注意力轉移到其他新的事物上。覺得無聊絕不會隱忍，所以會像颱風般跑去其他地方。

要花時間才能學會、上手的迴避型類型，效率看似很差，其實很好。或許不夠出色，但學會後會勤奮地做下去。對這個類型的人來說，跳到新的環境是高風險、高度不安的事，還是維持現狀比較安全。因此，只要不做出會威脅到這個類型的人的安全的事，就可以長期配合。

他們看起來或許沒什麼存在感，無足輕重，但以長遠來看，有利於工作。自我主張越強烈、越有明顯存在感的人，雖然有用，但也可能有害。周遭人在讚賞的同時，內心也可能覺得厭煩，希望那種人趕快消失不見。一個不小心產生摩擦或衝突，就很難共處，一定要有一方離開。因為影響力大，即使離開了，也會對組織造成激盪。有時，組織也可能因此一分為二。以長遠來看，反而有危險的一面。

就這點來說，迴避型的人基本上是人畜無害。儘管有不可靠的一面，但不喜歡衝突或摩擦，所以變成敵人的風險很低。即使變成敵人，也只會自己離開，並不是多可怕的對手。而且，雖然口拙，不會自誇，但大多能力很強，在專門領域尤其能發揮優秀的能力。這是因為花在社交上的時間不多，大多花在工作或自己喜歡的事情上。

為這類型的人備好舒適自在的工作場所，讓他們長期待在職位上，以長遠來看可以提升組織能力。尊重玩心與自由、重視主體性的集團等新類型公司的成功，有大部分的原因就是以這種新發想來打造職場環境。

這意味著，對迴避型的人來說，最糟糕的上司是動不動就咆哮的類型。迴避型的人對大聲、怒吼聲，大多會呈現特別強烈的排斥感。其實，他們厭惡爭執還是其次，光要顯露情感就很不開心了。情緒化的人，已經是老式領導者，在新型組織沒有立足之地。

但是，要委任工作，就免不了增加負擔和責任。那麼，不得不增加負擔和責任時，該如何應對呢？

首先，不能強制，要尊重本人的主體性。不要說「你來做」，要說「想不想試試看？」「如果你願意幫忙，我會很感謝」，為對方留一條後路。並且，實際為他們備好退路或協助。這類型的人不擅長找人商量，即使做得不順利，也會設法自己解決，常常被逼到絕境。要告訴他們「有困難可以來找我幫忙」、「我會當你最好的後盾」、「盡力而為就好」，以免把他們逼到走投無路。

這麼做，降低壓力了，更容易發揮實力。

「你負責設法去做」、「只有你能做」之類的說法，就足以把這類型的人壓垮了。不要說「由你負責」，光說一句「若有什麼事，由我負責」，這類型的人就會放心地往前衝。

增加負擔和責任時，花時間慢慢增加，會比較順利。欲速則不達的原則，尤其適合套用在這類型的人身上。打造以團隊負起責任的架構，不要讓當事人扛起太多責任，也是方法之一。

有些熱心的人，為了讓公司內部的交流活潑起來，提升溝通能力，會提議讓員工演講，或拆除辦公桌的隔間屏風，讓公司變成開放空間。但是，實際上，對迴避型的人來說，那麼做的效果，只是增加痛苦，讓職場變成不自在的地方。甚至，有人會因為討厭朝會的一分鐘演講而辭職。一分鐘演講的能力，與技術上的能力毫無關係。為員工好而進行社交技術鍛鍊，只有需要鍛鍊的人會開心，完全不需要的人只會覺得痛苦。

若上司是迴避型

近年來，上司是迴避型的案例也不少。迴避型的人原本就不擅長擔任領導者，並不適合坐在上面的位置，但也未必全都是不好的一面。首先，迴避型的上司不喜歡衝突或對立，所以很少會情緒化地怒吼。自戀性強的上司，會大吼大叫、滿不在乎地責罵部下，比起這種上司，與迴避型的上司接觸會比較沒壓力。迴避型的上司很少是不懂反省、根本不聽部下意見的獨善之人，多少會聽聽對方的意見。

不過，迴避型的上司，最大的缺點是不想自己負責任，也不擅長自己做判斷、下決定。所以，決斷下得慢，應對也會一延再延。不但會把判斷及處理推給部下，連責任都可能推給部下。

此外，對新的嘗試與挑戰也很慎重，欠缺積極性。只看到失敗的風險以及負擔的增加，所以不會逞能，會試著維持現狀。但是，往往因為處理得太慢，導致進度越來越落後。有欠缺靈活性與機動性的一面。

身為部下，該如何自處呢？左右迴避型的人的最大動能（直接原因），是不安。逃避新的負擔與決斷，是為了逃開不安。想讓這樣的上司動起來，扛起新的負擔、下決斷，就要挑起更大的不安，讓上司產生這樣下去會有危險的危機感。唯有更大的不安，才能讓上司有「再麻煩也必須做」的覺悟。

因此，可以擺出非常關心的姿態，對上司說「不採取什麼行動，恐怕會釀成大事」、或「這樣下去，很可能被追究責任，令人擔心」之類的話，讓上司知道不馬上處理，將來必須面對更大的麻煩，也可能成為自己的責任。至於將來的危機究竟是什麼，盡量說得曖昧不清，把「責任」、「負擔」、「麻煩」、「糟糕」、「為難」、「大事」、「爭執」、「抱怨」、「訴訟」、「情緒上的對立」、「擔憂」、「畏懼」、「危險」等字眼散布在話中各處，表情和態度都要露出無法形容的不安和畏懼。動不動就刻意沉默，裝出說不出話來的樣子也可以。

有時，要求對方做狀況判斷、給答案，也是一種方法。這時候，若說得太過直接，會讓對方心生畏懼，所以，說「不趕快做決定，可能會有點麻煩……沒關係嗎？」之類的話，以提醒的形式，拋給對方一個問題，也是一種方法。

如果得到的是「會不會反應過度了？」或「再看看情形吧」等拖延時間的答案，就說：「您的判斷是還沒有關係嗎？」再次確認對方的答案。迴避型的人被再次確認時，為了怕被抓住話柄，會盡可能以模糊的說法矇混過去。例如，回答：「我不是說沒關係，只是還不到慌張應對的狀況。」讓人捉摸不清。

再窮追猛打只會被討厭，所以，要回說：「知道了，就這麼做吧。」先暫時退下。但是，先做好這麼多的預備工作，就會慢慢奏效。畢竟，迴避型的人會強烈感到不安，所以，對於部下指出的危險，再不願意也會去思考，是不是真的會像部下說的那樣變成大麻煩？到時候，會不會成為自己的責任？越想越擔心。不到兩天，就會把部下找來，徵詢該怎麼處理才好。

若情人是迴避型

迴避型的人對自己沒信心，認為最後一定會被嫌棄。所以，他們遇到表示好感的人，也不會主動說出自己的好感。錯過了正中央的好球，結果往往令人惋惜。對方等到不耐煩，開始對那種曖昧的態度感到失望，認定他們對自己沒意思而離開，也是常有的事。

迴避型的人，可以跟某人進展到情人關係，只有在對方清楚表明好感、告白、接到邀約的時候。知道對方一定會接納自己，也可能主動告白或邀約，但是，若存在不確定因素，就會變得非常謹慎。除非一方提起勇氣推動，否則不管經過多久都只會是朋友。

若雙方都是迴避型的人，要走到終點極為困難，但年輕就是偉大。性能力這個驅動力，可以創造出把駱駝穿過針孔般的奇蹟。

同樣是迴避型，也有有利的一面。雖說彼此都很難踏出第一步，但迴避型的人跟不認識的人很慢熟，所以，絕對不會輕易更換對象，大多會跟已經熟悉的人長久在一起。

《挪威的森林》裡的故事人物們，大多是有迴避型人格，因為他們都覺得性愛是沉重的負擔，喜歡柏拉圖式的關係，而且，排斥再去熟悉新的對象、培養新的關係，緊緊抓住了曾經擁有的感覺。在戀愛上，也都傾向喜歡維持現狀。

通常，有過幾次相約度過快樂時光的機會，就會期待差不多可以進入下一個階段了。但是，若情人是迴避型，就不適用這個理論，很難邁向下一步。有時，約會了，卻完全不碰觸對方身體。有時，發生了性關係，但提到結婚、生孩子的事，就答得有氣無力，馬上轉換話題。對迴避型的人來說，接觸頻率增加、責任增加，都會形成心理的負擔。

聊無關緊要的事都聊得很起勁，但是，碰觸到關鍵問題，就想逃走。這樣的狀況一再重複，交往的對象就會漸漸覺得無法了解對方。

以強硬的態度闖關，也是一種方法，但也有危險，可能使迴避型的人心生畏懼，逃之夭夭。想收服迴避型的情人，最好的辦法就是一點一點慢慢累積既定事實，讓對方習慣那種關係，最好不要讓對方太過意識到結婚、生孩子等重大責任的事。不要急著結婚，可以先在頻繁往來或同居的過程中，讓兩人的關係成為日常的習慣。

這麼一來，迴避型的人就會在不知不覺中，克服對新變化的不安、對責任增加的恐懼。成為日常後，對迴避型的人來說，維持會比失去更令人安心。有案例怎麼樣都無法跨過最後界線，也有案例在對方要放棄時，才勉強採取行動。

生小孩也是一樣。要等迴避型的人想要小孩，會等到年紀太大。有很多人原本說不要生小孩，但是，生了以後就改變了。即使起初覺得困擾、不習慣，還是會有無法逃避的覺悟，在不得不照顧的狀態下，漸漸接受這個現實。然後會反過來，開始改變方向，設法維持這個現實。

迴避型的人對將來不確定的可能性，有過度強烈的不安。但是，成為既定事實後，就會無可奈何地接受。甚至覺得，要變成逃不走的現實才能放心。

若伴侶是迴避型

與迴避型的人在一起的案例也增加了。迴避型人格的人，在親密度與愛情的表現上很低調，希望被愛的情感很強烈的人，會覺得那樣的伴侶反應不夠熱絡。不太會表達自己的心情和意志，就不會有對立或衝突，但會產生不管說什麼都沒有反應的不滿。

真要說起來，迴避型的人會覺得，喜怒哀樂的感情豐富、太愛表現的人很吵。所以，對方說得越口沫橫飛，與迴避型的人之間，就越會產生溫差，對方會覺得自己沒辦法引發共鳴。

決定性的分歧點，是在伴侶有困難，需要協助的時候。在伴侶很忙、很累的時候，迴避型的人會假裝不知道，專心做自己的事，所以看在伴侶眼中，就是只做自己想做的事，一點都不體貼。若因此抱怨，會把事情搞得更糟。迴避型的人討厭麻煩的事，被迫做麻煩的事，就覺得自己的自由被剝奪，因此感到憤怒的案例並不少見。也就是說，越是在對方有困難需要協助的時候，他們越是不體貼，還會因為被迫做麻煩的事而怒火中燒。

對迴避型的人來說，家事、帶小孩也是非常麻煩的事。所以，他們不會協助，只會盡可能推給對方，也不想與鄰居、親戚往來。會以工作或有其他事為藉口，全都推給對方。這一點也會成為伴侶不滿、焦躁的原因。

但是，若因此抱怨，他們也不會去面對伴侶的控訴，反而會不理睬，甚或惱羞成怒。

那麼，想要讓迴避型的人也參與家事和育兒，該怎麼做呢？這個時候，最重要的原則也是習慣化、日常化。亦即，分配好職務與工作，當成例行公事，讓他們每天重複去做。剛開始也許會有怨言，但是，成為習慣後，即使不開口要求，他們也會去做。然後，再不露聲色地道謝或稱讚他們。

不過，迴避型的人不是那種機靈型的人，些微的訓練，並不能抹去他們怕麻煩的部分。不論做什麼，都不會打從心底享受其中樂趣。

因此，不能期待迴避型的對方，成為滿分的父親或母親。如果認為身為父親或母親、身為丈夫或妻子就該怎麼做，賦予一般的社會期待，對方會覺得那種壓力是沉重的負擔，很可能拋開那個責任。若能把三十分、四十分也當成做得很好，就不會生氣了。

面對迴避型的孩子

迴避型的孩子，在失敗時、被斥責時，會產生強烈的不安與緊張。周遭人看到他們脆弱的情感、逃避的態度，會不禁心浮氣躁，大聲怒罵：「要更積極！」「要更用心！」

但是，對處於那種狀態的孩子再施加壓力，會讓他們覺得無處可逃，陷入恐慌。經歷過自己也無法控制的狀況，他們會變得更容易失控，對不安與壓力過度敏感。

在迴避加劇的狀態下，他們需要的是比平時更可以迴避的保證與安心。想到有什麼萬一時可以逃走，就會有勇氣去嘗試面對。

確保避難場所能提高安全感，是非常理所當然的原理。然而，大人一跟孩子接觸，就會忘記。這時候所做的事，就像不給游泳圈，直接把怯懦到只能逃走的孩子推下水。孩子要先有不會溺水的安全感，才能學習游泳。硬被推下水的孩子，別說是學游泳了，根本再也不敢靠近水。

接觸迴避型的孩子，還有一點要注意。很多迴避型的孩子，主體性都遭到了侵害。自己想做的事，非但得不到肯定、支持，還被說「做那種事沒用」或是「不可能」，一直被教導放棄想做什麼的念頭。取而代之的是，在不知不覺中被迫做著父母認為好的事。

結果，不是放棄自己想做的事，就是不再有真正想做什麼的念頭。這些孩子要找回自己想做的事，需要相當的時間與過程。因為，他們原本應該「從小就在做自己想做的事的環境」中成長，所以，必須先挽回這件事。

要完成這個過程，並不需要父母或周遭大人的教導或指導，正好相反，當父母和周遭大人都不再過問或提供意見，才會有進展。

第七章

緩解迴避型

的生活模式

適合迴避型的人的職務

適合迴避型的人的工作，基本上，最好是每天在固定場所，每天做固定的例行公事。避開太過刺激或必須有感情往來的工作，會比較安全。以解決紛爭或與人交涉為主的工作，對迴避型的人來說壓力太大。必須競爭、扛起業績的工作，也不太適合。這類型的人連打一通電話都會猶豫半天，所以，要求快速判斷、迅速行動的職業也不適合。最好是可以一心一意埋頭做自己被分派的工作。

適合這個類型的人的代表性職業舉例如下。

(1) 專業資格的工作

在法律方面，以文書處理、辦手續為主的代書、地政士、土地建物調查人員、社會保險勞務士等都不錯，不像律師要面對那麼多的紛爭或交涉。

醫師的壓力，會因為專業領域不同而有很大的差別。迴避型的人比較適合皮膚科、眼科等，不太會接觸生死的領域。藥劑師這份工作本身，可說是適合，但是，職場的女性較多，所以，必須有某種程度的對人關係能力。物理治療師的工作也很適合，因為大部分可以自主作業。臨床醫檢師、言語聽覺治療師、驗光師等醫療方面的資格，對確實做到每個步驟的要求，勝過快速的判斷、應對，而且，大多是人際關係簡單的職場，也可說是適合。

(2) 公務員

直到不久前，對迴避型的人來說，公務員這種工作是最安全的避難所。但是，近年來，人員裁減與效率化已經跟民間企業差不多，有些政府機關也是忙得要死。為求安定與悠閒，突破幾十倍的競爭率成為公務員，卻幾年就離職的人不少。

在這方面，以專業職務被錄取的公務員，算是比較穩定。雖然也比以前忙碌，但是，相較於三、四年就調動的一般職務，可以在同樣的環境專心工作，所以，對環境變化會形成壓力的迴避型的人來說，可說是適合。公務員不必擔心營業額、利潤、行情，是以提升公眾福祉為目的來執行任務的形態，所以也適合對賺錢、競爭等工作都很棘手的迴避型的人。

（3）事務性工作（會計、總務、法務、物品管理、設備管理）

也被稱為辦事員的事務性工作，對迴避型的人而言，可以說是重要的活躍場所。不過，總稱為事務性工作，其實有種種工作方式。經常要接電話、接待客人的櫃檯工作等職務，並不適合不擅長接觸陌生人、容易緊張、不討人喜歡的迴避型的人。雖然，做事務性的工作，難免要接電話、接待客人，但是，所占比例較小，可以把很多精神和時間花在文書、電腦作業上的事務處理，也很適合。

就這點來說，很適合做每個月重複同樣工作的會計事務、設備管理工作。尤其是會計工作，只要累積某種程度的經驗，就能做得很好。即使因為人際關係，很難繼續待下去，要換公司也很容易，就這點來說，是值得推薦的職種。實際上，迴避型的人當中，也有很多做這類工作做得很順利的案例。只要做好自己的工作，很少會被提點或警告，所以，容易因警告或指導而沮喪的這類型的人，可以輕鬆就任。

無論如何，要在今後的社會生存，學會在其他地方也能使用的廣泛性技術，是非常重要的一件事。

（4）技術性工作（技能職務、技工、師傅、現場技術人員）

技術性工作當中，也有很多適合這個類型的人。默默專注工作的人，會比話多、喜歡社交的人，更受上司賞識。話多、社交性的人物，很可能一不小心捅個婁子，搞得大家不愉快，就辭職了。迴避型的人雖然不起眼，但是，只要不對他們做過分的要求，他們大多會傾向踏實地做下去。雇主在經驗上也都知道，所以，喜歡跟同事聊天的類型的人，未必會受到上司的賞識。禍從口出，說太多話也會被人提防。默默努力工作的類型的人，大多會被認為是牢靠、值得信賴的人。

因此，這類型的人，不必強裝喜歡社交，或是親熱地跟同事說話，只要以自己的風格與同事接觸，專注確實地做好工作就行了。

技術性工作所給付的薪水，是針對那個技術，所以，最重要的是如何穩定地發揮優秀的技術。不論社交多差，只要在技術上有足夠的實力，就沒問題。是有必要配合到不被孤立的程度，但是，與周遭人的關聯性畢竟不深，被捲入紛爭的危險也低。與同事之間的往來，淡淡的就好。傾全力勤奮磨練自己的技術，才是該做的事。

學會一技之長，在此就突顯重要性了。但是，在學校可能學不到什麼可用的技術。必須蒐集完整的資訊，把時間和金錢投資在真正有用的技術上。當然，自身的興趣也很重要。投入完全沒興趣的領域，大多不會有什麼成果。

（5）販賣、營業類

若是沒有特別的技術或資格，也沒有經驗，那麼，營業、販賣類的工作也是選擇之一。整體而言，迴避型的人大多對販賣、營業類有心理障礙，但也有例外，做得非常好。從成功案例來看，都是對經手的商品或服務有特別的興趣。在這個類型的人當中，深耕一種領域的人多於興趣廣泛的人。可能是因為喜歡長期做一件事，不喜歡一再挑戰新事物，所以，很多人對自己關注的領域，會有相當程度的知識或喜好。

有位非常內向、不擅長社交的女性，特別喜歡某個品牌的洋裝。因為常去那家店，與店員成了好朋友，店員還問她願不願意來兼差工作。

她從來沒有在外面工作過，起初很猶豫，但是，每天都可以在自己喜歡的品牌環繞中工作，有很大的吸引力。有生以來，她第一次自己做了決定，去那家店工作。因此，她不但出社會自立了，還獲得很大的自信。

另外一位男性，原本在咖啡業界工作，因為來自上司的壓力太大，導致過勞而引發恐慌症。他便辭去咖啡店的工作，轉到其他行業。但是，每天都覺得很無聊，明明負擔減輕了，卻覺得有氣無力，恐慌症也持續發作。

這樣的他，唯一的樂趣就是喝咖啡，常常去專賣店買咖啡豆。與那裡的店長熟識後，開始講起了咖啡豆經。店長聽著聽著，開始傾慕他的人品與豐富的知識，問他願不願意來店裡工作。對接待客人失去信心的男性，起初很猶豫，但店長說放輕鬆去做就行，讓他決定再次轉業。從此以後，他全心全意投入咖啡豆的販賣，工作如魚得水。

（6）作業員（工廠、倉庫、設備、現場、維修管理）

若是沒有專業技能，也沒有經驗，那麼，當作業員也是選項之一。只需耐心地埋頭操作，所以有適合的一面。不過，在這樣的職場，經常會有年資很長的老人，或是有嘴巴不饒人的歐巴桑掌控全局，對這種類型的人來說，多少會覺得有點難應付。但是，不論是老人或歐巴桑，很多都只是嘴巴壞，其實心地不壞。有時候，甚至對迴避型這種低調的人更親切。工作順利的秘訣，就是禮貌周到、適時問候、盡可能不討人厭。

喜歡乾淨整齊的類型的人，適合做設備的維修管理、物品庫存管理等工作。因為少有對人關係，工作的負責範圍也大多明確，所以，習慣後便可得心應手。

（7）研究工作

以前的研究工作，給人關在象牙塔裡的深刻印象，對迴避型的人來說，是自在的職場。但是，現在的研究現場，每天都處於嚴酷的競爭狀態。現狀是經常被要求成果，必須承受來自上面的壓力。還有很多必須在人前說話的機會，譬如研究發表會、檢討會、會議、授課。舌鋒犀利的質問、批判，也會蜂擁而來。這也是一種鍛鍊，但是，也有不少人因為這樣的壓力導致憂鬱等身心疾病。

若是想研究自己有興趣的領域，這是非常有意義的工作，但是，現在已經不算是輕鬆的工作，不能成為避難所了。

（8）自由業

對迴避型的人來說，不要工作就能生活，是最極致的理想。第二個理想，就是可以隨心所欲的工作方式。作家、自由的個人事業主等自由業，不受社會這個場所及時間束縛，亦可擺脫上司及會議。既可以在自家工作，又可以依照自己的步驟調整工作量。想放假就放假，也很自由。

不過，不能像在公司那樣，找人幫忙處理客戶，所以，自己要扛起所有的責任。就這點來看，並不適合迴避型的人，但是，有很多人會只把優點理想化而滿懷憧憬。

想靠自由業維生，必須把特別的專業技能磨練到可以獨立作業，還必須能保住客戶。想一開始就當自由業，非常困難。

迴避型的人往往會縮小與人相處的範圍，所以，太早成為自由業，生活在狹窄的世界裡，恐怕還沒建立與社會之間的管道就被孤立了。因此，即使目標是最後要成為自由業獨立出來，也不建議太早成為自由業。最好先出社會，有了種種經驗再說。

能彌補嫌麻煩部分的伴侶最適合

適合迴避型的人的伴侶，大致可分為兩種類型。一種是同樣有迴避型的一面、行事低調的類型，會尊重當事人本身的空間，不會強加壓力，以安全感為優先。

因為雙方都不善社交，所以會以家庭為中心，過著雅致的生活。對雙方來說，都很舒坦自在。相較於當事人本身，有某種程度的社交性，卻又不是非常積極地在外面活動，是居家型，覺得為家庭犧牲奉獻很有意義。這個類型會低調地扮演好支持者的角色，迴避型的當事人也可以成為一家之主。

另一種類型的伴侶，是完全沒有迴避型的一面，相較於當事人本身，顯得積極、有極高的社會手腕及自我表現的能力，在外面也很活躍。這個類型的人會選擇迴避型的人，理由之一是比較好駕馭。陽對陽，意見會有衝突，不能長久，陰對陽就能相互契合。

不過，也有強求對方的一面，例如，對當事人的迴避型感到不滿，會激勵當事人應該更積極活用自己的能力，施加壓力。可能因此擴展當事人的活動範圍，也可能形成沉重的負擔。

家裡的主導權，當然也掌握在伴侶手上，當事人會漸漸被伴侶控制。主角是伴侶，所以，很多當事人在家裡也會覺得孤獨。

從可算是幸福的結婚案例來看，大多是伴侶能適度彌補當事人嫌麻煩的一面，扮演秘書或經紀人角色。但是，如果伴侶剛開始積極扮演那樣的角色，夫妻關係良好，後來卻厭倦了那樣的角色，變成以自己為優先，那麼，當事人以前被忽視的舊傷就會復發，不再信任伴侶。即使伴侶是想讓當事人獨立自主，兩人之間也會逐漸產生鴻溝。

沒有變成那樣的案例顯示，只要伴侶維持犧牲奉獻的支持不變，挽回當事人的信賴與自信，曾經是迴避型的人為了維持與伴侶建立的家庭，也會不逃避地面對麻煩的事。

單戀比較輕鬆？

迴避型的人想談戀愛，但性愛與結婚往往成為他們的負擔。戀愛談得順利當然好，但是，結婚的話題逼近現實，很多人的感情就忽然冷卻了，開始覺得對方很煩人。

也有人會無意識地避開可能會進展到結婚的愛情，只談不會有結果的戀愛。總是夢想與高不可攀的存在談戀愛、或總是單戀的人，很可能就是被那樣的無意識誘導，因此在無意識中，希望戀愛不會有結果。一個不小心，快要有結果了，就會想逃走。

當事人感嘆每次的戀愛都僅止於單戀，其實是在無意識中，逃避戀愛開花結果。談沒有結果的戀愛，才能避免陷入戀愛麻煩的部分。愛慕根本不可能看自己一眼的人也是其中之一，如果老是喜歡上已婚、有小孩的人，就可以成為免死金牌。把感情偷偷藏在心底，不期待更進一步的發展，悄悄思慕著對方就滿足了。

以「雖然沒有結果，但永遠不會枯朽」的角度來說，也有很多戀愛是長長久久的。純愛小說有那麼多單戀的故事，就是這個緣由。修成正果就麻煩了。

布拉姆斯類型的單戀

美妙的旋律至今仍十分受女性歡迎的作曲家約翰內斯・布拉姆斯，為沒有結果的戀情焦慮不已的事，也廣為人知。但是，探究真相，會發現其實是他自己讓事情變成這樣。

例如，二十五歲時，布拉姆斯談了第一次大戀愛，當時非但不是單戀，還發展到順利送出了訂婚戒指。對方是二十三歲的女性，有美麗的黑髮、眼睛，是哥庭根大學教授的千金，論相貌、論性格、論教養、論家世都無可挑剔。

然而，在邁入結婚階段時，布拉姆斯卻猶豫不決，寫了一封信給對方，以非常委婉的文章，告訴對方沒有結婚的自信。大意是我非常愛妳，但是「我不想被綁住」。然後，自己又說不出分手的話，就那樣持續下去。信中寫著「我該不該回去擁抱妳，親吻妳，對妳說我愛妳呢？請馬上答覆我」（三宅幸夫《布拉姆斯》）。最後，把該不該結婚這件事，推給對方決定。

面對如此的逃避態度，對方女性當然會失望、憤怒。果不其然，女性毅然回信拒絕他，撤銷了婚約。那應該是布拉姆斯內心所願的結果吧。

說到布拉姆斯，他跟克拉拉．舒曼的戀情也很有名。克拉拉是作曲家舒曼的妻子，也是鋼琴家，雖然比布拉姆斯大一輪、有八個小孩，布拉姆斯還是非常愛她，聲稱這輩子只愛過她一人。但是，布拉姆斯的壞毛病，還是出現在與克拉拉的世紀戀情中。舒曼過世後，克拉拉恢復單身，布拉姆斯的愛情就冷卻了，兩人從此維持朋友關係。

同樣是「迴避型」卻差很多

在此，我要提醒大家，同樣稱為「迴避」，迴避型人格與迴避型依戀模式卻有極大的不同，尤其是在戀愛與結婚生活的部分，差異更為明顯。迴避型人格的人，其實很想要親密關係，但是對自己沒信心，害怕被厭惡，所以排斥深入的關係。但是，只要成為親密關係，就能對心心相印的人，表明自己的心意，或是依賴撒嬌。

而迴避型的人，依戀本身稀薄，也缺乏追求緊密關係的意願，所以，即使成為戀愛關係，或一起建立家庭，也很少會完全融入或依賴，在對方有困難時也不關心，只想做自己有興趣的事。在性愛方面，不是缺乏欲望，就是成為只滿足當事人性欲的行為，讓對方覺得毫無樂趣。

也就是說，在追求心靈相通關係這方面，迴避型的人問題更大。迴避型人格的人，過於害怕對人關係，要花時間才能建立親密關係，也很難說出真心話，但是，只要形成親密關係，就能敞開心靈。但是，若加上迴避型，由於缺乏體貼的心，期待他們的溫柔或共鳴，往往會落空。

不過，近年來，普遍傾向迴避型，所以，迴避型強烈的迴避型人格案例不少。這樣的案例，不會主動付出愛情，對伴侶毫不關心，卻又認為自己不被愛，以難以理解的形式呈現不滿，把關係搞得很緊張。

星新一的例子

迴避型的人以自己的風格存活，以自己的風格綻放光彩，是怎麼樣的生存方式呢？在這一章後半，讓我們追溯兩位人物的生活故事，來思考關鍵性的重點。

以名為「微型小說」的極短篇，創造出獨自世界的作家星新一（本名親一），應該也具有迴避型強烈的人格。下面將以最相葉月的評論傳記《星新一創造一〇〇一篇故事的人》為參考，來回顧他的成長。

他是以作家留名於世，但是，從他的成長來看，他的出生就是為了當第二代老闆，實際上，他也在很年輕的時候當過部分上市公司的老闆。他的父親星一可以說是立志傳記中的人物，是星製藥的創辦人。說到星製藥，知道的人或許不多，但是，在戰前的日本，星製藥與武田製藥、田邊製藥並稱三大製藥公司，尤其名為星連鎖的零售連鎖的開拓，更是家喻戶曉。

星一靠這樣的知名度，不僅成為實業家，也成為活躍的政治家。在戰爭中，沒有「大政翼贊會」這個組織的推薦，很難當選為政治人物，然而，不被政府看重的星一，儘管沒有「大政翼贊會」的推薦，還是當選了。戰爭結束後，他參加參議院全國區的選舉，甚至以第一名當選。

他是個充滿活力的人，曾突破種種困境存活下來。有一次，搭飛機從滿洲回日本時，飛機在鳥取縣的海面上墜落。好幾個同機的軍人都溺死了，星一卻從飛機脫逃，在海裡游泳時被漁船救起來，得以死裡逃生。是天生的樂天性格，支撐著這樣的他。他的口頭禪是「我決定不死」（摘自〈老爸〉《善變星記事》）。

星新一就是有這麼一個偉大的父親。他出生時，父親五十二歲，母親三十歲。父親星一是初婚，母親是森鷗外的親戚，當時是再婚。

在雙親即將結婚不久前，星製藥陷入險惡局勢，政敵方的陰謀是原因之一。星一本身被捲入某起事件，遭起訴，經營左支右絀，最後，公司在新一年幼時倒閉了。但是，星一這號人物沒有因此放棄，被判定無罪後，立刻為重建公司四處奔走，在爆發太平洋戰爭前，已經復建得差不多了。

因此，對一家而言，星製藥的振興是勢在必得的願望。身為長子的新一，在承受這樣的壓力下成長。狀況會越來越糟糕，是因為祖父母太溺愛年幼的新一，再加上弟、妹陸續誕生，新一更是在「感覺不到母親溫暖」（《星新一》）的狀態下成長。新一曾是個不會向父母撒嬌的少年。為了排解那樣的寂寞，他總是抱著填充娃娃態睡覺。

受眾人敬仰又有威望的星一，不太知道該如何去愛身邊的人。他是美國教育下的理性主義者，對情緒面疏於理解。教育方針也有些極端，孩子們的成績有進步，他就給錢當獎勵。在那個時代，並不贊成給孩子金錢。

新一小的時候，被禁止跟附近的孩子玩，連與弟妹之間的接觸都很少，度過了被孤獨隔離的幼年時代。或許是因為這樣，新一被教育成幾乎不會表達自己意願的孩子。這位未來的作家，作文成績也不太好，因為他不太會描寫心境和感受。

但是，新一用他自己獨特的手段，學會了與其他孩子往來的方法。他會藉由讓人發笑，或讓人驚訝，吸引人氣、目光。小學時的新一，幽默詼諧、頭腦轉得快，是個很會讓周遭人發笑的少年。在教室裡，他會冒出意想不到的話，吸引周遭的目光。

無法自然地與其他孩子往來的孩子，經常會扮演幽默詼諧、逗趣的角色，或是做出古靈精怪的動作，讓周遭人接納自己。小學時候的新一，應該也是這類型的少年。這樣的特性，在往後造就了他獨自的風格，亦即不做情感的表達，而以獨特的靈感帶給讀者意想不到的驚喜。

怠惰的學生生活

新一討厭團體生活，喜歡我行我素，受不了被規則束縛。在軍國主義時代迎接青春期，對他來說是種考驗。不得不接受軍事訓練時，他總是能混就混。戰爭氛圍日益濃烈，遲早會被徵召入伍。為了逃避軍隊徵兵，他故意過度使用右眼，讓視力惡化。他的策略是讓視力惡化，無法通過徵兵檢查，就能免去兵役。

但是，這個策略沒有成功。煩惱士兵人數不足的軍隊，大幅放寬了徵兵檢查的標準，來一個是一個，全都收為士兵。新一也通過了乙種檢查，被編入了軍隊。幸好他是理科學生，得以緩徵，繼續當學生。不過，被動員勞動，每天都在軍工廠工作替代上課。

只是他與周遭高喊「壯烈犧牲」的氛圍格格不入，連動員勞動都會偷懶。後來，據與新一從小學就認識的朋友說，他的理由是「做了也沒用」（同前書）。這麼理性的現實主義，與他父親有幾分相似，但新一沒有父親那樣的熱情，是更冷漠的推開一切。戰敗結束戰爭時，他也不難過，反倒鬆了一口氣。

新一進入農學院，也是為了星製藥的將來。星製藥把很多據點都轉移到滿洲等外地，是戰後導致巨額損失的原因之一，不但如此，抗生素的開發也晚了許多，所以遠遠落後競爭對手。為了多少挽回一些，新一才進了農學院。當時，從黴與土壤中的細菌發現了抗生素，其萃取精製技術，成為左右製藥業者未來的課題。

但是，他的學生生活也非常怠惰，經常不去上課，把實驗推給搭檔。這不能全然怪他，因為他當時已經成為父親的左右手開始工作，並擔任身為國會議員的父親的秘書，也要進出國會。父親的命令不能不遵守，也唯獨那些事，新一都認真做到了。而且，戰爭結束後在選舉中高票當選的父親，在那之後沒多久的昭和二十二年，腦溢血病倒，導致半身不遂。新一所背負的期待與責任，因此更加沉重了。

第一本小說

就在這時候，發生了在他的人生烙下嚴重陰影的悲慘事件。那就是好友辻康文之死。辻是他從國中開始的朋友，畢業後也每個禮拜見面，是非常親近的朋友。但是，在與辻的交往上，新一也不會推心置腹地說出真話，所以，辻也為這件事焦慮過。

這個好友辻，用睡衣的帶子上吊自殺了。在那之前，辻也曾經想過仰藥自殺。新一是製藥公司的小開，所以也給過他藥物。雖然死因不是藥物，但他總覺得自己有若干責任。而且，前幾天才見過面、說過話，所以打擊更大。他非常自責，怪自己總是逃避面對辻的感受，沒能去理解辻被逼上絕路的心情。

最後，新一自己精神崩潰，不得不去東大醫院接受治療。他坦白陳述，也做了電氣痙攣療法。

新一的出道作品《SEKISUTORA》，內容是描寫透過電氣處理機，可以得到與性欲相同的快感，讓精神從性欲得到解放。最相葉月也指出，故事是跳過繁雜的心理操作，直接靠機械操作解決問題的思考形態。

新一在辻一週年忌辰時投稿的追悼文〈回憶〉中，赤裸裸地、慘不忍睹地描寫出了回憶中的自己的迴避型傾向。在此，我想引用評論傳記中的文字。

「我不太喜歡深入思考我的人生，從未想過我們為何而生、為何而活，盡可能不去碰觸那些事。因為我害怕，自己的性格無法承受深入思考。

因為我的生活如此渾噩，所以辻曾多次責怪我。

說到懦弱，我也跟辻同樣。兩人一起旅行時，我不敢擠進隊伍裡，也不敢沒有車票混上車。差別是，我努力在表面上粉飾我的懦弱，而辻是想從內心解決這件事。」

公務員志願

是他的朋友們創辦的東大舞蹈社「菩提社」，幫他逃離了那種灰暗可怕的心情。年輕男女開始沉迷於跳舞，宛如想挽回在戰爭中失去的青春日子。新一也被邀約，開始進出那個社團，在那裡認識了一位女性，也開始交往了。但是，一直沒有進展，最後女方失去耐性，與其他男性相親結婚了。

這時候，他開始為將來做準備，報考了國家公務員的考試。身為星製藥繼承人的新一，怎麼會想報考公務員考試，成為公務員呢？關於這個理由，他如此陳述：「並非因為燃起了重建國家的使命感，而是因為，像我這種性格上有缺陷的人，懶惰、不會恭維他人、只會出一張嘴缺乏實行力、做事沒效率，根本不適合在民間公司工作。」（收錄於〈關於官僚〉《善變星記事》）

實際上，如前所述，有迴避型人格傾向的人，大多想當公務員。因為有穩定性，比較不用擔心被裁員，也不必創造特別的業績；更重要的是，只要乖乖聽從上面的話去做，就一定能勝任，這一點很適合這個類型的人的生活模式。

公務員的工作，近年來也不太一樣了，直到不久以前，的確是那種氛圍。有不少迴避型的人，憧憬圖書館人員或大學研究室的工作。現實中，也有不少人邊做那樣的工作，邊利用閒暇時間做自己真正想做的事，獲得卓越的成就。若是精力、時間統統被吸走的工作，絕不可能辦得到。迴避型的人，除了現實的工作，還需要那之外的逃避場所。新一應該是開始考慮那樣的生存方式了。

但是，通過公務員考試後，卻一直沒有收到分發通知。因為時機不對，政府為了重建財政發布了緊縮政策，正在大幅整頓政府職員。當然，也盡量不採用新人了。而且，父親對他說：「不准當公務員！」（《星新一》）跟他有關的舞蹈社又被報導放映色情電影，當公務員這件事就這樣泡湯了。

地獄般的經營公司日子

就在這時候，擔任董事長的同父異母哥哥，因為被詐騙而造成極大損失，辭去了董事的職位。由新一取代他的位子，擔任董事營業部長。那是昭和十四年十二月的事，當然是星一的意思。

隔年，星一為了確保公司重建的資金，拖著半身不遂的身體，去美國商談賣掉在秘魯持有的土地。在旅途中又病倒，最後因肺炎客死洛杉磯的醫院。

新一繼承父親的事業，成為社長，開始了地獄般的生活。連老奸巨猾的星一都應付不來，更別說是初出茅廬的新一了。儘管如此，新一還是運籌帷幄，試著打開這個僵局。但是，新一有個不適合當經營者的弱點。那就是沒有自己交涉、自己做決斷的信心，所以採用了各種代理人。那些代理人不受控制，造成不可收拾的局面。而且，有時為了把權限轉移給代理人，他會輕易蓋下社長印鑑。

在最困難的時期，新一開始向雜誌投稿極短篇。除此之外，他的避難場所就是下棋會所、電影院、銀座酒吧。他出錢幫因此認識的女性開了一間酒吧，自己也常使用那個場所。

在工會與債權人的夾殺中，變賣資產以重建事業的計畫也受到挫折。最後，新一讓出了約莫維持一年的社長位子，退居有名無實的副社長位子，淪為窗邊族副社長。退居這種閒職，從結果來看，卻是通往幸運的道路。有了多餘的時間，新一待在公司期間，每個月都閱讀二十多種雜誌，其中又以文藝雜誌為主。儘管這樣打發時間，他還是在日記裡寫著「今天就去死吧」（同前書）。他想逃避的願望快到極限了。

變成另一個人般擁有自信的瞬間

就在這時候，他看到登在朝日報紙上的日本飛碟研究會成立的報導，他也加入了。研究會發行的同人誌《宇宙塵》，成為日本最早的ＳＦ專門雜誌。

當時，新一讀到雷・布萊伯利的《火星紀事》，感受良深。那是與糾葛的情緒全然無關的世界，但是，對怒吼聲此起彼落的公司的複雜人際關係已經厭倦的新一，從中得到了非常新鮮的療癒。他把名字從親一改成新一，心情也煥然一新，開始從事作家的活動。最初完成的作品是《SEKISUTORA》。那種光是排列嶄新靈感與新聞報導的表現方法出人意表，令讀者驚豔。雖是小小的成功，但是，對新一來說，肯定是非常重要的開端。

發表《SEKISUTORA》才一個月，他的人生就有了大轉機。他辭去董事副社長的職位，徹底退出了星製藥的經營。

在記者會上，他非常冷漠、淡然地陳述如下。

「我沒有經營的手腕，也沒有重建的意願。因為是家族企業，所以，只要我放棄所有權利，把公司與個人現有的所有資產做好分配，應該足夠支付所有員工的退休金與債款。」（矢崎泰久《談話特集》）

這時候，與新一往來密切的好友，發現了新一的變化。擔任星製藥的社長，穩坐上市公司最高位時的他，既怯懦又謙虛，離開公司後，全心全意想成為作家的他，宛如變成了另一個人，充滿了自信，甚至顯得不遜、傲慢。周遭人都擔心他會不會太過自信，新一的才能卻一掃他們的憂慮，找到原本該有的出路，開花結果。下一部作品《BOKOCHAN》也大受好評。

最後，他不再就業，以執筆維生。最初的出版品，不是小說，而是科學解說書《生命的不思議》。這本書有趣的地方，在於不單是科學入門書，並從傳說、歷史、SF等擷取題材，彌補科學不及之處。新潮社一出版，就登上了書評，大大提高了新一的知名度。

公司結束了，年紀也大了，卻不工作也不結婚，還說要寫小說。看到新一這個樣子，最心痛的是母親。她擔心新一會不會因為毀了父親的公司而自暴自棄，所以，自然希望他起碼能成家穩定下來。

就在這時候，正好有人來提親，對象是二十五歲左右的女性，名叫村尾香代子。村尾是芭蕾舞者，也是雜誌模特兒，長得非常漂亮，但厭倦了平凡的人生，想找個適合的伴侶。兩人見面後意氣相投，彼此認定是「彼此的唯一」，很快就訂婚了。

《生命的不思議》成功後，新一接到電視台教育節目的工作。NHK也來找他寫人偶劇《宇宙船SHIRIKA》的原創劇本，可以說是平步青雲。當經營者全力衝刺時，無論做什麼都適得其反，歷經一連串的失敗，卻在斬斷公司這個障礙後，做什麼都暢行無阻。寫作邀約蜂擁而至，作品還入圍直木賞。在這時候舉辦的新一與香代子的婚禮，有很多藝人、作家到場，非常盛大。

位於麻布十番的2DK住處，連書房都沒有，但是，有時候，他一個月就能寫出十部作品，過著忙碌的日子。生活形態變成夜間型，總是在妻子睡著時，邊呻吟邊寫稿。

以微型小說聞名的新一，也有長篇作品，大受歡迎。其中之一的《民弱官強》，可以說是他的人生故事。內容精心描寫父親星一經營公司時，為員工、為國家著想，卻被捲入政爭，蒙受冤枉，受盡跋扈官吏折磨的經過，是一本社會小說。與不合理命運搏鬥的星一的身影，也是新一自身曾經有過的身影。這是平時避免情緒化，從不碰觸過往的新一，把長期壓抑在心底深處的憤怒，以小說形式爆發出來的例外作品。

這部作品為被揶揄為「昭和欠債大王」的父親星一挽回了名譽，也讓新一克服了過去的咒縛，得以解脫，帶有消除積鬱的意義。他無法在商場上消滅父親的敵人，但是，靠筆的力量做到了。

終於找到自我風格的生存方式

星新一的人生，是「把未經自己同意就被決定為接班人的人生搶回來」的過程，同時，也是「終於可以把想說卻一直不能說的真心話說出來」的過程。

儘管有迴避型的傾向，新一還是與現實妥協，找到了自我風格的生存方式。最後，就是這個自我風格的生存方式，讓他大放異彩。

應該有很多人察覺，星新一除了迴避特徵外，也有自閉症光譜傾向。此外，他幾乎沒有向母親撒嬌的經驗，是被隔離撫養長大，多少也關係到迴避型依戀的形成。

新一交友模式的特徵是，會交朋友，朋友也不少，表面上相處愉快，卻連對摯友都不會傾吐心聲，與不熱中交朋友、在私生活上大多不與人往來的典型自閉症光譜的特徵，不盡相同。而且，自閉症光譜的人，大多會忠誠執行決定的事與指示，認真完成所有的事，不會怠惰偷懶，新一卻表現出不同的一面。他連軍事訓練、勞動服務都肆無忌憚地偷懶，在大學做實驗時，也經常以上廁所為藉口，溜去哪裡玩。相較於自閉症光譜，避開所有覺得麻煩的事，更像是迴避型傾向的表現。

碧雅翠絲・波特的例子

彼得兔的作者碧雅翠絲・波特，不但是彼得兔等繪本的作家，更是度過了美好、充實人生的女性。從她的人格模式，可以看到典型的迴避型特徵，但她是最好的例子，讓我們知道每個人都有適合自己的幸福模式。

碧雅翠絲・波特出生時，父親是律師，年輕的母親比父親小七歲。家庭富裕，住在倫敦的豪宅，家裡有好幾個傭人，由管家管理。

說到碧雅翠絲的迴避型主因，不能忽視的是天生的虛弱與過敏體質，但想必養育環境也加劇了她的迴避型。看顧碧雅翠絲的人，不是母親，而是奶媽。在當時，這是英國上流階級很普遍的事。碧雅翠絲只有在特別活動或問候時，可以見到母親，平時都是各自生活在不同的樓層，母親也幾乎不會去看她。

從當時的習慣來看，這個母親不太可能給碧雅翠絲充滿溫暖的愛情或關照，即使後來接觸的次數多了，兩人之間還是一樣生疏。倒是跟父親之間，還比較能打成一片。

假如奶媽是位更溫柔、更有愛的女性，可能還好，偏偏也是位斯巴達主義的嚴格女性。在乳幼兒時期，碧雅翠絲幾乎是與那位奶媽兩人獨自生活在四樓的小孩房。而且，直到六歲才有下面的弟妹，所以，幼年時期幾乎沒跟其他小孩子玩過，連見都沒見過。

以現在的感覺來說，也是在十分異常的環境下成長。在英國成為世界霸主的維多利亞王朝的時代，眾所皆知，存在於富裕背後的是，與現代相同的精神問題與異常犯罪的增加，富裕所帶來的矛盾日益明顯。

在那種孤立的環境裡，碧雅翠絲最初的快樂，是來自繪本與閱讀。後來，親近大自然，被那種美感動，全心投入了素描與水彩畫的創作，也迷上了植物與動物的描繪。在十歲前，就展現出繪畫方面的天分。用來取代朋友的寵物、日記，對她來說也特別重要。

但是，她怕母親偷看日記，都是用特別暗號來寫。與母親之間的關係，一年比一年糟糕。母親不喜歡女兒沉迷於繪畫，開始干涉她，要求她順從，令她厭煩不已。

另一個難題，在她十多歲後期快速、悄然地靠近，束縛了她的行動。那就是身體的問題，尤其是風溼症狀最令她痛苦。年紀輕輕的她，有時候必須拄著拐杖，才能走出戶外。儘管如此，她還是持續不斷地作畫。

彼得兔與她的使命

二十四歲時，她的畫以新年卡片、書本插畫的形式，初次問世。因此信心大增的她，把繪本和素描也寄給了出版社，但沒有一家出版社採用。向沮喪的碧雅翠絲提出把彼得兔畫成繪本的是好友安妮，她已經結婚，有四個孩子。碧雅翠絲非常疼愛那幾個孩子，寄了很多畫彼得兔的明信片給他們。

碧雅翠絲把安妮替她保存下來的明信片當成藍本，完成《彼得兔與麥格奎先生的菜園》，寄給了出版社。但是，被六家出版社拒絕，唯一表示有意願的一家，也提出了大開本的條件。那麼做，勢必要提高定價，無法實現給更多小朋友閱讀的願望。

煩惱思索後，碧雅翠絲選擇自費出版。剛開始只印了兩百五十本，分給朋友後，剩下的透過郵寄販賣，結果大受好評，馬上追加印刷了兩百本。

有位摯友替她把書寄給了出版社，其中一家沃恩出版社表示願意出版。負責處理碧雅翠絲的繪本的人，是沃恩出版社創辦人的兒子諾曼，比碧雅翠絲小兩歲，但是，在書信來往中，碧雅翠絲對他深深產生了信賴感。

書在碧雅翠絲三十六歲時出版，初版的八千本，在預約階段就全部賣完了。之後，其他作品也陸續問世，她的生活變得十分忙碌。是對諾曼逐漸萌芽的情愫，成為她克服這一切的原動力。不太外出的碧雅翠絲，開始頻繁出入諾曼的辦公室。談工作只是藉口，其實是想見諾曼。

諾曼也愛上了保守但意志堅定的碧雅翠絲，在第一本書出版的三年後向她求婚。

但是，母親一開始就反對這段戀情，一直設法阻止他們兩人在一起。驕傲自大的母親，不滿意諾曼的商人身分。然而，碧雅翠絲已不是以前的碧雅翠絲，不顧母親反對，接受求婚，與諾曼訂婚了。但是，母親提出了條件，要求只能讓自己人知道，不能把訂婚的事公諸於世。

那段時間，想必是碧雅翠絲一生中最幸福、最滿足的時候。在幸福洋溢中，為了回家與家人共度夏日，她不得不離開諾曼所在的倫敦。回去之前，她特地去了一趟公司，想見諾曼一面，但沒見到，因為諾曼身體不舒服請假了。

她想應該不是什麼大病，就那樣回鄉下了，諾曼的狀況卻一直不見好轉，令她擔心不已。但是，若不把長年來的慣例當一回事，逕自回到倫敦，一定會更惹惱母親。

就在她猶豫不決期間，諾曼的病情越發嚴重了。其實，他罹患的是急性淋巴性白血病。發病不到一個月，就與世長辭了。

接到電報通知的碧雅翠絲，幾乎承受不了這個過大的打擊與悲痛，但是，更無法承受的是當時的狀況，因為只有少數人知道她與諾曼的婚約，所以，她不能公然對外表現哀傷。

對碧雅翠絲來說，待在倫敦只有痛苦。她踏上了旅程，去湖區寫生。被那裡的大自然療癒的碧雅翠絲，翌年在那個地方購買了土地與房子，下定決心從事農場與酪農的經營。把房子也重新裝潢了，進行移居計畫。看在父母眼裡，只覺得女兒那樣的想法根本是瘋了，曾經把她囚禁在倫敦。但是，碧雅翠絲還是貫徹了自己的想法。

繪本的收入也都用來擴張農場，或用來買羊。除了書的版稅外，因為她創造出來的彼得兔等角色，都成了填充娃娃等商品，所以她也從那些被商品化的東西一一收取授權費用，在生意上也展現了才能。

那也是她的新使命。碧雅翠絲的農場經營，逐漸強化了自然保護與環境保護的意義。為了保護環境，必須防止無計畫的開發，而農場與牧草地也有保護環境的作用。若是農場與牧草地荒廢，或是被切開零售，就很難保護富饒的大自然。碧雅翠絲為了保護自己所愛的大自然，率先採取了「環境托拉斯壟斷行動」，就是藉由購買大自然來保全大自然。

在喜歡的領域受到肯定的重要性

內向、思想消極、幾乎不外出的碧雅翠絲的迴避型，可以說大大受到成長環境的影響。與母親之間的關係淡薄，又被斯巴達主義的奶媽嚴加管教，只能在四樓小孩房的狹小世界度過重要的幼年時期，簡直就是悲劇。而且，她又有宿疾，不得不遠離社交。

在這樣的狀態下，她還能與值得信賴的朋友、異性，建立起深厚的關係，可以說是奇蹟。應該說是她渴望這樣的關係，才能得償夙願。這個類型的人謹慎、不機靈，沒辦法接二連三親近太多人，但是，大多會珍惜與少數人的關係，細心培養關係，重質而不重量。

因為未婚夫之死，那段愛情無法開花結果，但是，她試著把那份傷痛，昇華成對大自然的愛情。

她的狀況是與母親心靈不相契合，無法取得母親的理解，覺得很痛苦。最後，她選擇離開倫敦，在湖區的農場生活，逃離母親的掌控。

星新一的狀況也是一樣，對迴避型的人來說，在擅長的領域獲得職業性的肯定，會成為挽回自信的契機。因此，對迴避型的人來說，在自己喜歡的領域從事活動或工作，對穩定情緒、維持自信也非常重要。

第八章

不在乎恥辱與恐懼，活得自在的方法

可以克服迴避型

迴避型的案例，容易陷入繭居或無氣力狀態，而且，這種狀態可以持續好幾年，甚或幾十年也不稀奇。

但是，這種狀態也能改善，有案例徹底克服迴避型，變成積極、向前看的生存方式。那麼，如果正陷入凡事都覺得麻煩，想動也動不了的狀況，該怎麼做才能脫離呢？

讓我們邊看具體案例，邊思考改善及克服的關鍵。此外，這裡雖是以處理迴避型人格為主，但這裡的陳述，某種程度也可以套用在迴避型依戀模式的案例上。因為同樣的方法，對改善最後形成的繭居或無氣力狀態，也大多有效。而且，兩者在現實中同時存在的案例也不少。亦即，不但具有渴望與人之間的關係卻害怕與人接近的矛盾，同時也具有與人之間的共鳴、共享體驗的喜悅十分淡薄的傾向。近年來，這種案例反而更多了。

另外，關於迴避型依戀模式的克服，在拙作《孤獨的冷漠：逃避型依戀障礙的分析與修復》裡也有詳述，可以用來參考。

從一通電話開始

二十六歲的男性，跟家人一起來找我，想改善繭居狀況。他是從高中快結束時，漸漸地沒辦法去上學。高中勉強畢業了，但是，那之後的八年，都處在不能外出的狀態。可能是不太曬太陽的關係，他臉色蒼白，連坐都有點困難。幾乎都低著頭，說話很小聲。他說這兩年，連一步都沒外出過，來這裡需要很大的勇氣。隔了這麼久才出來，發現風景、車站的模樣都變了，他自己說感覺很像從海底龍宮回到現實的浦島太郎。平時的生活，不是看書、看網路就是睡覺，除此之外什麼也沒做。對他而言的唯一社會體驗，就是透過網路接觸社會資訊及影像。他說他那麼做是為了不要失去社會的感覺，從這句話可以知道，他不想失去與社會之間的連結的迫切心情。

該不該打電話來這裡，他苦惱了半年，才終於打來。到目前為止，他從未自己下過決斷，也沒有做過一次選擇。選衣服、選學校，都是由母親負責。母親就是基準，偏離基準就會挨罵，所以不知不覺中，他凡事都聽從母親的決定。從今以後，他想試著自己做決定。會來這裡，也是想自己做決定。他不知何時哭了起來，邊哭邊說覺得來這裡是自己做決定的第一步。

那之後，與負責的心理諮商師開始了兩人三腳的路程。但是，正如他本人所言，自己做決斷，來這裡接受心理諮商，就已經出現很大的變化徵兆了。他不斷累積小小的一步，三個月後，外出就沒那麼緊張了，半年後，已經可以去職業介紹所Hello work找工作了。再兩個月後，就接到他的通知說開始打工了。

是什麼改變了她？

有位三十五歲的女性，繭居的時間持續得更久。她是因為不知道要做什麼，沒有積極找工作，最後，工作還沒定下來就畢業了。之後，幾乎沒再去找工作，一直繭居在家，就這樣繭居了十二、三年。

剛開始的前幾年，想盡辦法要讓她出社會的父母，與動也不動的當事人之間，產生了強烈的糾葛，不斷重複上演激烈的爭吵場面。然而，當事人並沒有因此動起來，只一味責怪動不了的自己，陷入更不穩定的狀態而已。父母雙方都有職業，是工作活躍且具有強烈社會責任感的優秀人物，也因此更不能接受自己的孩子不去工作的事實。

他們找過各種單位諮詢，都無法改善這種狀況，變成半放棄的心態。對當事人來說，這樣反而更好，情緒不穩定的次數也減少了。兩邊都不去碰觸就業的問題，才勉強保有了平靜。

但是，邁入三十歲後，狀況依然沒變，幾乎不外出的日子無止境地延續著。這個狀況會出現轉機，是因為她從某本書認識了發育障礙，覺得自己很可能就是那樣。某天，她提起勇氣，主動聯絡以發育障礙者為對象的諮詢單位，約好了見面時間。

她抱著必死的決心出門，說明了自己目前陷入的困境。與她對談的負責人說要先診斷才能提供種種支援，所以建議她去醫療機構就診。於是，她來到了筆者的地方。

我幫她做發育檢查，檢視她本身的特性，發現能力高低差距的確很大，具有發育的缺失。但是，也發現她擁有高等能力。另一個發現比發育課題更為嚴重，那就是她認定自己背叛了父母的期待，是個無能、沒有任何長處的人。與父母之間的關係，也冷到極點，覺得他們不瞭解自己，一直活在痛苦中。但是，想取得他們的諒解，就會發生衝突，所以，只跟他們維持表面上的往來，勉強取得平衡。

她深深認定，再怎麼努力也達不到父母的期待，做什麼都沒用。在上大學之前，她覺得自己唯一的優點就是會讀書，在那方面得到了父母的肯定，但是，求職遇到挫折，讓她完全失去了信心，感覺做什麼都不會順遂，因此陷入了自我否定的螺旋中，無法自拔，認為沒有人會接納這麼無能的自己。有段時間，甚至想一死百了。

經由述說這些狀況的過程，她理清了自己究竟發生了什麼事。在發育方面的問題上，她接受了診察。找出明確的特性，也有助於自我理解。知道是什麼問題讓自己活得那麼痛苦，就能理解並非自己怠惰，因此緩解自我否定。再向父母說明當事人的特性與難處，告訴他們最好的支持就是以同理心接納她，而不是給她建議或鼓勵。在這段期間，父母的應對也有了改變。

這條路絕不好走，但是，那之後她接受職業訓練，就業了。起初幾個月，辛苦到慘叫連連。但是，她原本就有強烈的責任感，是努力型，能力也強，所以很快適應了工作。經營者注意到她的工作態度，拔擢她為正式員工，她就一直做下去了。

有段時間，她對戀愛、結婚等事完全不抱希望，現在也會想了。

掌握回復關鍵的「安全基地」

有很多案例就像那位女性，有輕度的發育問題，在被否定、歷經失敗中，加劇了迴避型。確實評估、診斷發育方面的問題，有時可成為局勢的轉捩點，但能否成為轉捩點，端看當下時的對應。有不少案例，往往只看到發育方面的問題，診斷就結束了。譬如這個案例，的確有發育方面的問題，但真正奪走當事人氣力的，是因父母的否定性評價而對自己本身產生的失望及自信的喪失。在回復上不可或缺的，是父母的看法與應對的改變。

更重要的是，她沒有放棄求救，把自己關在自己的空間裡，而是採取了求救、找人諮詢的行動。有迴避型或恐懼・迴避型的依戀模式的人，不會依賴他人或找他人諮詢，所以，最後大多會陷入僵局，動彈不得。藺居好幾年的她，就是處於那種狀態。

但是，她主動打電話給諮詢機構，開始往返於筆者這裡後，學會了有困難就找人商量。相較於藺居的時候，壓力因此大了許多，她卻沒有被擊倒，即便難題、困難接二連三降臨，她也能不屈不撓設法度過了。

這就是筆者所重視的做為「安全基地」的機能，當事人會堅強起來或變得更懦弱，就看安全基地能否發揮作用。以這位女性為例，能有那麼大的改變，並不是因為改善了發育方面的問題，而是周圍多了成為安全基地的人，強化了安全基地的機能，促使她提起了勇氣向前走。

這一點，不管有沒有發育問題，都能適用。尤其對特別敏感、容易產生壓力、容易被孤立的有發育問題的人來說，更為重要。

結果顯示，讓這位女性變得怯懦，陷入繭居狀態十多年，大部分因素並非輕度的發育障礙，而是她與忙碌、嚴格的父母之間，只存在著淡薄、不穩定的依戀，父母沒能發揮身為安全基地應有的機能。雙方之間的關係，在當事人是成績優秀的學生時，還能勉強維持表面上的平和，但是，在求職受挫時，隔閡就一舉暴露了。父母越想設法做什麼，之間的摩擦就越大，不但奪走了她的氣力，還把她逼到試圖輕生的地步。

因此，當父母開始從她的觀點看事情，恢復安全基地應有的機能，還多了其他可以商量的人，提高了安全基地的機能，事情就一舉好轉了。倘若，發育問題才是最大的阻礙因素，那麼，這個障礙本身沒有改善，就很難解釋為什麼會突然產生這麼大的變化了。

不僅是這位女性的例子，凡是沒有安全基地，或是安全基地沒有發揮作用的案例，改善表面呈現的問題或課題，還不如提升安全基地的機能，更能改善局勢，這是常有的經驗。迴避型問題強烈的案例，也可適用同樣的原理。

繭居八年的二十六歲男性的例子也一樣，無疑是心理諮商師成為安全基地，發揮了重大的功能。而且，心理諮商師還做了另一件重要的事，就是同時與父母面談，促使父母更加理解兒子、以同理心處理事情。這麼做，可以改變父母的看法及應對，當事人也能找回主體性。

那位男性不斷重複提到，母親的龐大存在感、不敢違逆母親、總是聽從母親決斷之類的事。這一點，絕對要改變。心理諮商師建議母親，不要替當事人做決定、不要先做好安排、不要幫當事人把事情做好等等，母親這才知道，以前自己當成理所當然的事，竟然會威脅到當事人的主體性。

向父母提出建議，才能提升安全基地的機能，排除當事人的壓力，找回當事人的主體性。

自己做決定的重要性

那位男性所呈現的意想不到的結果，說明想從迴避狀態爬出來，就要找回主體性。換句話說，就是不能逃避由自己而非他人做決定這件事。

不能自己做決定，就會想依靠他人。有人幫忙做決定、幫忙做事，不但能逃開行動的麻煩，也能逃開做決定的麻煩，這就是迴避型的人的思考迴路。

為了改變，再小的事都要做到由自己做決定。前面所舉的兩個例子，都是自己做決斷，再三猶豫後採取了行動，才突破了僵局。只要有一件事，自己做了決定、採取了行動，人就會從此改變。事實顯示，因為想做什麼、想改變眼前的狀況而自己來的案例，比被強拉來的案例，改善速度會快很多。剛開始被強拉來的案例，只要自己想改善，主動往返回診，也會出現真正的變化。因此，尊重「自己做決定」這件事的態度，非常重要。勉強只會造成反效果。

想要協助動也不動的當事人做些什麼的心情，可以理解；但是，太過急躁只會再重蹈以前所做的事。

這種時候，父母及周遭人最好能回顧過往，試著改變與當事人接觸的方式。因此，筆者的診所及合作的諮商中心，會先傾注全力支援父母和家庭。不單是指導接觸的方式，並對父母本身進行心理諮商。協助父母解決本身的問題，會有驚人的效果，很多案例因此在不知不覺中改善了與孩子之間的關係，孩子自己也想接受心理諮商了。

與其抱持理想與期待，不如先試試眼前的機會

迴避型的人開始回復時，常見的狀況是放棄以前抱持的偉大理想或期望，毅然嘗試眼前有人提供的小小機會。若是以前，會想與自己想做的事有點差距、是否會增加負擔很辛苦、恐怕不會順利、是否會因失敗而陷入絕望等

等，盡想些負面的事，最後什麼也沒做。

然而，當成理想的願望，不可能一蹴而成。要踏出無數的小步伐，才能實現宏偉的成功，不要妄想一步登天的功成名就。即使有那樣的機會自天而降，也要踩著小小的步伐，在實踐中自我鍛鍊，才能充分利用機會。若周遭出現雖不到理想程度但似乎有點好玩的事，或可能會增加麻煩但似乎有點新鮮的事，就可以試著做做看。

自己去開創機會也很重要，但是，來自外面的契機也不少，超乎想像。尤其對迴避型的人來說，主動推銷自己以實現計畫這種絕技，難度太高，根本做不到。

做適合自己能力的事，會比訂定那麼困難的目標輕鬆多了，結果也會比較順遂。若有不是遠大目標的小小挑戰靠近身旁，可以毅然挑戰看看，說不定會促成意想不到的變化。

我的例子也是這樣。剛成為精神科醫生時，還沒有以什麼為專業、要研究什麼的明確目標，有空檔就寫小說。現實生活過得有點漫不經心，明明才二十多歲，卻已經活得像個半退出人生的窗邊族。當時，我有個小小的心願，就是希望可以寫小說拿個什麼獎，在那方面得到肯定，生活只要過得去就好。但是，寫出來的東西，似乎不會被大眾接受，也沒有出版的可能性。

就在這時候，有個兼職的大學學長找上我，說某位老師想找個年輕人當研究助理，問我要不要試試看。我聽完研究內容，並不是很了解，只知道好像是用貓、老鼠來做大腦研究。當時，也不是特別吸引我。對於成為精神現象基礎的大腦，我不是沒有興趣，只是覺得用動物做實驗，不可能搞清楚人類的心靈。

當時，我認為自己需要新的變化與刺激來打破那種閉鎖感，另一方面卻又擔心，工作之外再做研究助理會增加負擔，沒有時間寫小說。但是，不知道為什麼，那時候居然回答「想試試看」。

學長立刻幫我向大學研究室的老師轉達了意願，隔天那位老師就跟我聯絡了。面對強勢的老師，我開不了口說「還是算了」，就在一片茫然中，開始把電極插入老鼠的頭部，做起了記錄精神細胞活動的研究。難得的假日也沒得休，一直做實驗做到很晚，不禁問自己為什麼落得做這種事的下場？

但人生就是這樣，通常都不會照自己想像中的劇本發展。開始做研究滿三個月時，那位老師高升，轉到了重要職位。人事異動就像撞球，一顆球動起來，就會產生接二連三的撞擊，使其他球也動起來。那位老師高升，就空出了一個位子。那位老師推薦我去填補那個位子。那是醫療少年院的一個職位，我連有那個機構都不知道。

因為這個意料之外的發展，我變成邊在醫療少年院工作，邊繼續做研究。當時我還不知道，那裡的工作將會改變我的命運。

醫療少年院這個名字，因陸續發生神戶事件、佐賀劫公車事件等重大少年事件而廣為人知，是那之後四、五年的事。雖早有跡象，但不良少年就跟以前一樣多，甚至還飄散著一點散漫的氛圍。但我漸漸感覺到，這份偶然相遇的工作，具有特別的意義。

在醫療少年院的經驗，讓我學到很多東西。而這個機會，是來自我以輕鬆的心情回應了一件原本與我毫無關係的工作。人生的大門，不知會在哪裡、如何連結。如果不試著打開門，就那樣直接走過去，哪裡也去不了。

拘泥於自己視為理想的事，覺得哪裡不吻合，就把注意力全部放在那個突兀的地方，定住不動，是陷入迴避循環時的型態。只有在「能做的事就做做看」、「有什麼事都做做看」的時候，可以從那裡面逃出來。即使覺得會繞遠路也做做看，就會從那裡展開意想不到的可能性。

脫離十多年繭居生活的原因

某位年輕人，自從國中拒絕上學後，就對自己完全失去了信心。父母對他沒有惡意，只是缺少了同理心，會過度干涉，只顧著說自己的意見，導致情況越來越嚴重。進入通訊制高中，才剛振作起來時，父母又開始發表多餘的言論。他想去的專門學校，也因為父母的想法被迫更改。結果，進了沒有興趣的領域，中途就退出了。從此只剩下挫折感，十多年來不曾在外面工作，過著半繭居的生活。

來找筆者諮商時，他正處於那種狀況。當務之急在於不能超越當事人的步調，要先確保安全感。對當事人的安全感造成最大威脅的因素，是來自父母的壓力。不論有沒有說出口，父母都在對他施加「希望他趕快去工作」的壓力。

見面後，發現他的父母都很嚴肅，是那種會片面滔滔不絕說大道理的人。強烈認為「對的事當然要說」，完全無法理解這麼做為什麼會對當事人造成負面的影響。站在當事人的立場，不難想像有多難忍受。

因此，對父母的指導比對當事人的開導重要。要不斷提醒父母，不能對當事人說教、下命令，也不能表示不滿或嘲諷、不要提親戚的孩子、也不要給任何建議或忠告。還要尊重當事人的步調、生活模式，接納原原本本的他，並向父母說明這是回復的捷徑。

但是，長年養成習慣的思考方式和行動型態，不是說改就能改的。小心注意兩、三天後，很快就變回了以前的型態。結果，在這點上花了不少時間。不過，這個案例的當事人也跟父母一樣棘手，需要花時間改變。回復因此特別費神，但隨著父母的應對慢慢改變，當事人也提起了精神，主動採取行動的次數增加了。

先從參加自己有興趣的活動，或來個小旅行開始。然後，開始代替父母，去照顧住在鄉下的祖母，漸漸拓展了行動範圍。對於這件事，父母也給予肯定，說出了「你幫了大忙」之類的話。來自父母的壓力，也比以前小多了。

不久後，鄉下的祖母住進養護設施，他不必再去照顧了。我當然擔心他接下來要做什麼，但完全不提工作的事，只留心和他分享他自己提起的事。某天，他自己說想去Jobcafe（以年輕人為對象的Hello work）看看。那是年齡接近三十五歲這個區段的時候。

我沒有做出過度的反應，以平靜的口吻回他說：「去看看是怎麼樣的地方也好。」他去了幾次後，就決定要參加職業訓練。有各種職業訓練的課程，喜歡旅遊的他，考慮從中選擇可以考取旅行業務接待管理職資格的課程。

從他的特性及適性來看，旅行業務接待管理職的工作，必須接待客人、臨機應變，常要背負責任，並不適合他。真要找工作時，被錄取的機率也很小。有常識的人，應該都會勸他最好不要選那個課程，最好選擇對就業更有用的課程。

但是，那麼做，就跟他父母對他做的事一樣，是讓他浪費了十多年時間的方法。告訴他這麼做比較好、那麼做比較好，是「只看做什麼才正確」的應對方式，讓當事人繼續做「正確的事」，忘了重點在於他目前所陷入的狀況。必須從他「現在需要什麼」的觀點來應對，而不是在意那麼做是否正確。

我對他說：「似乎很有趣。」肯定他的選擇，並告訴他：「盡你所能去做做看，不適合就放棄吧。」為他備好後退之路。他聽完後心情似乎放鬆許多，回我說：「我不知道做不做得好，但會試試看。」就回家了。他原本一定是對自己的選擇非常不安，心想自己的選擇應該會被推翻，被勸改成其他課程；但是，又期待聽到我說何不試試自己想做的事。

這個課程不同於會計或電腦那些受歡迎的課程，報名的人少，所以開課場所有限。因此，他必須花很長的時間從住處通車，但是，他展現煥然一新的魄力，每天一大早起床，從沒遲到過。最後雖沒能取得證照，但上完這個課程，給了他很大的自信。全勤出席也讓Jobcafe的工作人員，對他產生好感，熱心地幫他找工作。他去一家旅行社面試，雖然沒有被錄取，但發生了意想不到的事。

面試的負責人，欣賞他老實的態度，對他說：「這裡不能錄取你，但相關公司也正在徵人，你要不要去試試？」那家公司是做通訊相關維修，旅行社可能是認為他有強烈的責任感、一板一眼，適合做管理業務。

他去那家公司應徵，被錄取了。通過試用期後，晉升為正式員工。之後，一直在那裡工作。

這名年輕人的例子，是卡在「對失敗的恐懼」與「堅持自己的理想」之間的狹縫，動彈不得。這種時候，義正詞嚴地說「應該～做」、「最好～做」，只會讓他越來越責怪做不到的自己，沒了氣力。首先，要讓他從不必要壓力得到解放，給他想做什麼就可以做什麼的自由。當他確定自己是安全的，不論做什麼都會被允許，就會憑藉自己的意志、心情採取行動。

先從身邊可以做的事做起，會比達成大目標，更容易慢慢挽回自信與活力。這名年輕人的例子，就是從小活動與外出開始，透過照顧祖母這個任務，找回了自己有用的感覺及自信。

脫離無氣力

二十四歲的若菜（假名），剛來筆者的診所時，明明還很年輕，卻說「我對什麼事都熱中不起來」、「我覺得人際關係很煩」、「我不想見人」、「滿腦子都想著不好的事」，整張臉十分憔悴，眼神也很空洞。

她是獨生女，但因為是雙薪家庭，母親一直在工作，所以，從零歲開始，幾乎每週有一半都是交給保母照顧。她很怕生，見到父親就哭不停。快兩歲前，被送到托兒所，在那裡也是哭不停。

上小學之後，漸漸變得開朗、活潑，朋友也多了。但是，沒有特定的好朋友，都只是廣泛的淺交。她的成績很好，是個資優生，運動、繪畫也很行。

上國中後，漸漸變得敏感，但是，在桌球社表現優異，過得還算開心。高中生活起初也很順利，到高二的第三學期時，突然不去上學了。理由之一是，在不擅長的科目受到了挫折。她覺得那個科目的老師，在大家面前嘲諷她，大家都在笑她。也厭倦了朋友之間的關係，覺得太耗神了。不去上學後，她過著白天睡覺、晚上玩電玩或在動漫網看動漫的生活。繭居在家約一年後，說想成為動漫創作家，進了專門學校就讀，但半年就沒辦法再去了。從此完全失去自信，度過了四年多的繭居生活。

若菜似乎被「自己不管做什麼都會失敗」的想法困住了，覺得做什麼都沒有用了。這樣的她，需要一個溫柔、值得依靠的導師，不管她做什麼事，都不必擔心會被責罵，可以輕鬆地交談，在必要的時候，稍微鼓勵她鼓起勇氣。筆者把這個職責，委託給一位年輕的男性心理諮商師。他有在兒童養護機構工作的經驗，是個爽朗的好青年。他擅長無聲無息地陪伴左右，邊建立舒適的良好關係，邊等待時機引出當事人的主體性及意願。到目前為止，已經讓好幾名繭居的年輕人振作起來了。與年齡相仿、像個好前輩的心理諮商師的相遇，一定可以喚醒若菜的活力。

果不其然，負責的心理諮商師正如我所期待，製造出可以跟若菜輕鬆對話的氛圍，打開了她的心窗。這個方法是在最初階段，徹底做到以當事人為主的諮詢，專注傾聽當事人的心情，循著那種感覺，逐漸深入。當若菜悲觀地陳述現狀時，不去批評也不去否定，就那樣接納她、與她共鳴。每次會談結束，若菜的表情都會更輕鬆、更爽朗。第三次會談結束時，諮詢室還傳出了笑聲。其他工作人員都很詫異，心想究竟是誰在笑呢？

之後，若菜順利回復，可以兼差打工的時間比其他人都快。起初，外出工作會很緊張，需要勇氣，但半年後習慣了，就遊刃有餘了。若菜的下一個課題，是找更有意義的工作。以前聽到學校兩個字，就會有過敏反應的若菜，在那之後沒多久，就主動說要去職業訓練的學校上課了。

為生活工作

人為了吃，非工作不可。這個原則的成立與否，是迴避型的人要逃脫迴避陷阱的關鍵之一。在較為慢性、長期化的迴避案例上，這個原則起不了作用，因為不工作，生活也不會有困難。

很多繭居的人，都是靠父母支付生活費。以井上靖為例，他可以一直當學生當到快三十歲，是因為結婚前靠父母支付生活費；結婚後，靠妻子的父母援助生活費。

迴避型的人大多是經濟較為富裕的第二代，可能也是與「缺乏為了吃非工作不可的飢餓精神」相關。不努力就有可能流浪街頭的人，與不努力也不會有多大困擾的人，在非工作不可的意識及意願上，會產生差距也是無可厚非的事。

就這點來看，迴避型的特徵可以說是變得富饒的現代的產物。

但是，像我這種在貧瘠中成長的人，或是艾力．賀佛爾那種真的是露宿街頭的人，也都有明顯的迴避型傾向。可見，不能光以富饒來解釋這個問題。

不過，富饒成為回復的阻礙，是屢見不鮮的經驗。

事實顯示，當為了生活不得不工作時，迴避型的傾向大多會逐漸開始回復、淡化。就這點來說，若父母太過保護，或是太有錢，就會拖延回復時機。

以星新一的人生為例，他的真正復活，其實是在繼承自父親的大公司倒閉之後。這一點，充滿了象徵性。在我實際見過的案例中，這樣的例子也很多。

某位年輕人，考上了高升學率的高中，半途卻經常請假。勉強畢業後，也幾乎過著繭居生活，直到二十五歲左右。他原本就內向，又太過認真，做事一板一眼，最後再也撐不下去了。父母看他過著無氣力的生活，只能為他擔心，什麼事也不能做。連母親都抑鬱不樂，父親只好一人拚命支撐家庭。但是，發生了意料之外的事。在物質與精神上都支撐著全家的父親，猝死了。

母親手足無措，整日為今後的生活悲歎。因為有死亡退休金、遺屬年金，生活不至於立刻陷入困頓，但收入只剩以前的一半。

這時候，發生了意想不到的事。連外出這件事都做不到的兒子，竟然自己說了：「我去工作。」這時，恰巧替父親辦喪事的寺廟住持問過母親，願不願意讓兒子來工作。母親從沒想過讓兒子去當和尚，也覺得兒子一定不願意去，就戰戰兢兢地問他，沒想到他卻回答：「我去做做看。」他就這樣當起了見習的和尚，開始工作。早上要早起，工作也絕不輕鬆，但是，他學念經學得很快，也沒說過想辭職。那之後已經十多年了，一直是個稱職的僧侶。

母親認為是過世的父親在引導兒子，每次在佛龕前合掌祭拜時，都會感謝亡夫。

被保護時，以為失去守護者，一天都活不下去，但是，當守護者真的不在時，反而振作起來了，這是常有的經驗。父親去世後，家裡頓失工作的人，這名年輕人有了自己非工作不可的覺悟，所以不再迴避，開始了真正屬於自己的人生。

可以在工作中鍛鍊

開始工作，是很好的刺激與訓練，可以受到鍛鍊。一個人與生俱來的能力就像被打開了電源，會逐漸發揮出來。

這個類型的人，要花時間適應，所以突然背負重任或重擔，會有耗損、崩潰的危險。但是，把步調放慢到不知不覺，花時間慢慢增加負擔，這個類型的人就會茁壯到令人刮目相看。隨著技術的提升，找回自己也做得到的自信，也是很大因素。

結果不是沒有能力，只是自認為沒有，所以逃避練習的機會，更是錯過了訓練而已。迴避型的人，不到非不得已的時候，會盡量避免與人往來。但是，在工作上，只能硬著頭皮去做。做著做著，會發現並沒有那麼討厭，有很多地方也是自己想太多。投入後，久而久之，待人處事進步了，就不再像以前那麼痛苦了，有時甚至能從中找到樂趣。

前面提到的井上靖，也是為了生活不得不就業，當了記者。但是，身為記者，不能像寫小說那樣寫想像的內容，必須見很多人做採訪，根據事實寫成報導。

連跟人說話都不擅長的井上，也不得不去採訪各界最重要的人物。儘管內心認為任何人都討厭自己，不會喜歡跟自己說話，他還是必須去找他們對談。但是，實際對談後，發現一流大師們，對待身為新人的自己都非常謙和，親切地回答了他的種種問題。他跟其中幾個人，甚至有了親密的私人往來，不寫報導時也會去找他們。

在這樣的接觸中，他漸漸改變了對自己的否定性的偏頗看法，比以前更能接納他人與自己了。

採訪、寫報導的訓練累積，對他後來寫小說有莫大的幫助。井上自己也說過，從事新聞工作的經歷，讓自己成長了。

西村由紀江的例子

從自傳散文可以知道，身為鋼琴家、作曲家的西村由紀江，小時候非常內向，是個害怕在人前說話的女孩。身體又不好，經常為抽筋、過敏性體質所苦。家庭環境似乎也對年幼的她造成了壓力。大男人主義又跋扈的父親，與母親之間不合，經常吵架。「我拚命彈鋼琴，並不全是因為喜歡彈。那麼做，也是為了盡可能蓋過父母的劇烈爭吵。」（摘自《你綻放光彩時》）

父親總是把她壓得死死的，只會對她說否定性的話，把她教育成不會表達情感的孩子。不知不覺中，變成了不愛說話的孩子。但是，也因為不擅長說話，才愛上彈鋼琴的表達方式，可以說是靠作曲來表現自我。

但是，身為鋼琴家從事活動，並不是只彈鋼琴就行了。受到注目，有了粉絲，採訪就多了。對她來說，最痛苦的就是接受採訪。面對毫不客氣飛來的提問，她會因自己答得不夠周全而感到沮喪。

她覺得自己再有才華，「也不適合活在這個世界上」，而且，「聽到一點否定性的話，就會心驚膽戰」。她曾偶然聽見攝影師說：「她沒什麼才華呢。」悲傷之餘，竟然認為那句話說得一點都沒錯（同前書）。

這樣的她，能夠把討厭的採訪漸漸轉變成樂趣，除了在工作場合累積了無數經驗外，原因在於思考方式的改變。想盡可能避開討厭的事，心情就會拉起防線，沒辦法聊開，如果想「今天會見到怎麼樣的人呢？」「要談什麼呢？」就能放鬆心情，和悅地交談。

對即將發生的事，抱持好的假設，能緩解緊張，是讓事情順利運轉的秘訣。西村應該是透過經驗，學會了這樣的方法，並加以實踐。

音樂會時，要在曲子之間加入談話，起初對她來說很困難，聽眾的反應也不太好。剛開始，她是先寫好劇本，再照本宣科。所以，說錯一句就很焦慮。但是，有一次說錯了，就脫口而出說「錯了」，沒想到聽眾都笑了。她因此察覺，不必照劇本念也沒關係，輕鬆地說就行了。

那之後，如大家所知，她透過鋼琴做過許多交流以及電視等表演。

基本上不擅長自我主張，也一直逃避紛爭等麻煩事的西村，長期以來都是任憑所屬的事務所擺布。但是，在出道後第十年，她第一次對事務所的方針提出了異議，說她想開鋼琴獨奏的音樂會。這個想法與喜歡大型管絃樂團豪華演出的事務所對立，但她堅持不退讓。因為這樣的堅持，奠定了西村由紀江後來的表演模式。

從事務所獨立出來，應該也是那件事的延伸。從未想過要獨立的她，會毅然踏上這條路，背後因素應該包括她本身的精神自立。獨立後，難免要面對種種麻煩的事與風險，想必她是有了扛起這一切、邁向鋼琴家之路的自信與覺悟。

親手做做看

我自己是當上班族醫師當了二十五年，三年前才替上班生活畫上了句點，自己出來開診所。在過上班族生活時，覺得要自己負起所有責任與擔子的開業醫師的生活太辛苦，自己不可能受得了。

兩相比較，在組織中工作的醫生，有上司、同事，但也多了各種束縛，不能想做什麼就做什麼，也有不自由的一面。工作本身不會有什麼壓力，但若是在只認同個人思考與方針的上司手下工作，有時也會產生不必要的壓力。

以結果論，我還是覺得獨立出來比較好。雖然雜務增加了，但做事更得心應手，大幅減少了無謂的壓力。現在回想起來，甚至覺得應該再早一點獨立。

我也可以說是年過五十，才終於能夠獨立。

試著做點小小的變化

迴避型的人，害怕變化。為了零風險，寧可踏實地維持現狀，也不要做新的挑戰。沒錯，這麼做是可以避開風險，以免受傷，但也無法開拓機會。以長遠來看，會弱化自己，當遭遇無法避免的變化時，就會潰決。不斷避開小小的危險，會降低適應力，為自己帶來極大的危險。

話雖如此，也不必像變了一個人似的，大大改變生存方式。只要改變一點點自己的行為模式就行了。答應平時都會拒絕的邀約，也是做法之一。平時都會交給別人做的事，自己做做看也好。試著解決覺得麻煩就會延後一天的事。抱著知其不可而為之的心態，去嘗試認為不可能做到而放棄的事。此時，判斷的標準，是不必去做絕對不可能、根本做不到的事。只要在猶豫該不該做的時候，試著去做就行了。

迴避型的人，在煩惱該不該做時，大多會選擇不要做。因此，機會統統跑光了。只要在這種時候，改成嘗試去做，人生就會逐漸改變。不久後，小小的變化說不定就變成了大湍流。

此時的關鍵在於，不要一開始就訂定太大的目標。最常見的敗筆，就是長期逃避挑戰，終於決定採取行動時，馬上挑戰不可能的關卡。這麼做，失敗的可能性當然高。失敗後，會想自己果然不行，從此失去自信，再也不願挑戰。把努力就能達成的目標，一個一個堆砌起來，才是通往大變化的捷徑。

當麻煩事堆積如山時，就從中選出一件來處理。試著在桌前坐十分鐘也好。相較於以前只會逃避，這麼做就能有所突破。很多時候，會想再處理更多事。

猶豫時，就去做。試著做小小一件事。付諸實行，人生就會開始改變。

展現原本的自己

替迴避型的人的行動踩煞車的龐大負面能量，就是羞恥的情感。因為認定自己是個可恥的人，所以無法展現完整的自我，會隱藏自己的內在。越隱藏就越不想讓人看見，逐漸偏向消極的生存方式。主觀認定自己比他人無能、比他人愚笨、比他人醜陋，以及會被他人嘲笑，就會害怕自己被別人看透。被這種恐懼困住的人，行動會更生硬，變得不夠機靈，致使原有的能力及魅力連一半都發揮不出來。當對方因自己模稜兩可的態度而放棄時，又會認為自己果然是個讓對方失望的沒用的人。其實，會讓人這麼想的，是自己本身的主觀意識，也就是害怕展現原原本本的自己的心情。

要脫離這樣的惡性循環，必須把試圖隱藏自我的行動，改變成一點一點展現自我的行動。如果認為完美的自己才不丟臉，就不會想被看到原本的自己，所以，即便有人靠近，也只會維持表面上的往來。不再挺直腰桿強撐，如實展現煩惱的自己，就能改變那種狀況。

萬友美（假名）在工作上、婚姻上都失敗了，十多年來都過著只與家人往來的生活。她認定自己是個失敗者，所以，不想讓任何人見到自己這個模樣，也不認為有人會對這樣的自己有興趣。

她不再跟以前的朋友往來，收到同學會的通知，也不曾出席過。

是母親的猝死，使這樣的狀況產生了意想不到的變化。對萬友美而言，母親是非常巨大的存在。萬友美不擅長與人往來，母親正好與她相反，喜歡交際應酬、喜歡說話、有行動力，非常值得依靠。萬友美一直是在母親這個盾牌下受到保護。這樣的母親，突然去世了。以前都是母親在做的事，現在萬友美都不得不做了。以前都靠母親應對，所以，她幾乎連電話都很少接，但是，現在不行了。接電話、參加婚喪喜慶的次數變多了。

某天，她接到國中時感情很好的同學打來的電話。同學邀她參加同學會，她剛開始拒絕了，但對方熱情邀約，她無法推托就答應了。

之後，她跟那個朋友經常見面。朋友離婚了，現在是單親媽媽。朋友暢談自己近況的模樣給了她勇氣，她也慢慢說出了自己的狀況。朋友熱情傾聽，回她說：「妳也很辛苦呢。」完全接納了她。後來，她開始毫不掩飾地說出自己的生活狀態，跟朋友商量。心情輕鬆了，否定自我的意識也淡化了。透過這個朋友，她也開始與其他朋友往來了。

其中有個朋友開酒吧，跟大家聚在那裡東扯西聊，成了她的樂趣。因為不必表現得比真正的自己更好，所以聊天也聊得很開心。可以在大家面前呈現原本的自己，給她某種安全感。

有人透過這樣的關係，問她是否願意來幫忙工作。她老實說自己沒辦法外出工作，對方非常理解她的心情，告訴她可以慢慢適應，問她要不要試著做一段時間看看？她還是有猶豫，但毅然接受了。

雖然有辛苦的時候，但也不是做不下去。她發現以前是自己主觀認定不行。後來，她跟在職場認識的男性結婚了。與朋友之間，也持續著愉快的交流。唯一令她哀傷的是，讓她再開始與朋友往來的那個朋友，因蜘蛛網膜下腔出血過世了。想到朋友留下的孩子，她就心痛不已。她由衷感謝那個朋友，包括教會她展現原本的自己就行了。

對於迴避型的改善，心理諮商可以發揮極大的作用，是因為會成為展現原本的自己、宣示自我的練習。當有人以同理心接納原本的自己時，就會產生某種變化。「自己是無能的可恥存在，沒有人會接納自己」的主觀意識，會逐漸淡化，開始改變想法，認為這樣的自己也不錯。

心理諮商會奏效的另一個原因，應該是如同前面提到的朋友，會在變得畏縮膽小的人的背後推一把，給那個人挑戰的勇氣。自己一個人很難改變，但是，有人從背後輕輕推自己一把，就會湧現嘗試的意願。

家人的介入，通常會忽略當事人的步調，勉強逼迫。想到會被強迫，就會更恐懼。可以徹底尊重當事人的意願、步調，會告訴當事人「沒關係喔」的人的存在，非常重要。

性迴避課題

有迴避型問題的人，常見的煩惱之一，是親密關係及性方面的問題。即使克服了迴避、有了工作、在社會上自立了，最後還得面對一個關卡，那就是能否建立身、心皆能相許的親密關係的課題。

這個部分，不僅是害怕接近的迴避型問題，還牽扯到「疼惜相愛對象」這個行為基礎上的依戀問題。迴避型依戀強烈的人，即便有性行為，也很少會打從心底湧現疼惜對方的情感。若是強烈的恐懼‧迴避型，有時性行為只會帶來不安、痛苦，不太有快感。因為缺少性行為的歡愉，有人的戀愛或結婚生活會半途而廢，或無法長久。尤其是女性，有很多人的生存方式等於是放棄了身為女人的幸福。

但是，在改善時，不能把焦點都放在性的問題上，必須從治療受損的依戀這個觀點出發，長時間耐心地解決。伴侶要尊重當事人的步調，優先思考如何讓自己成為安全基地。原則是，不要強迫對方去做非常恐懼或不安的事。或許要花很長的時間才能適應，但也可能逐漸開花結果。迴避型的人，很多是晚熟型，有人要過中年才能體會性的歡愉。

迴避型的人，會抗拒渾然忘我的事，又有強烈的羞恥心，很難自在地享受性行為的樂趣。據說，也很難享受性高潮。要獻身於對方，就必須拋開理性的束縛，讓身體完全投入。但是，迴避型的人不敢那麼做。

性問題中常見的原因，有時來自意料之外的地方。只要消除那個原因，對性的自卑感自然會淡化，找到積極的生存方式。

自我解放

近四十歲的女性結菜（假名），來找我做心理諮商，主要症狀是情緒低落、覺得不安、心悸。結菜在近三十歲時結婚，從事專門技術行業的丈夫，任性自我，跟他在一起生活很痛苦。再三猶豫後，在三年前離婚。回到娘家，生活穩定下來後，卻發現跟母親合不來。

離婚時，母親對她說：「回家吧。」所以，她以為可以跟母親相處融洽，但實際生活在一起，卻覺得渾身不自在。

母親是那種只要有事情不合她意，就會不高興的人。姊姊是活躍、受人矚目的類型，所以頗得母親青睞。相對於此，較為內向、老實的結菜，從以前就被視為上不了檯面的孩子，也很少得到稱讚。

但是，直到高中時，她都認為母親是為女兒犧牲奉獻的人，有個毫不關心家庭的丈夫，很可憐。所以，她從來沒有忤逆過母親。每次聽到母親發出慘叫般的嘆息聲，她也非常難過。

家裡算是富裕，所以母親不必工作也衣食無虞。但是，母親看起來並不幸福。父親體質虛弱，又不關心家庭，所以，她覺得母親總是被冷落，在性方面說不定得不到滿足。

夫婦疏離的家庭，沒有笑聲也沒有溫暖。母親說的話，不是關於親戚的流言，就是對父親的不滿。專心聽母親自顧自說話，是結菜的任務。她無法向任何人撒嬌，尤其無法向母親撒嬌。她的外在表現冷漠，一副不需要向任何人撒嬌的模樣，其實很想要一個可以撒嬌的人。

那時候，她認識了K。K是個大學生，來當結菜的家教。在K面前她會緊張，但是，跟K上課時很開心。K的個性正好跟結菜相反，直率、毫不做作，即使對方是個高中少女，他也不在意，會坦然聊自己的私事。結菜聽K說過的大學朋友的事、奇怪教授的事，比讀書考試的事更多。就這樣，在不知不覺中，她與會聊私事的K越來越親近，暗暗產生傾慕之情。那是她第一次遇到，會把自己的長處、短處統統說出來的人。

為了K，結菜拚命讀書。因為成績進步，母親非常高興，給了K獎金當謝禮。K說：「我什麼也沒做，是結菜自己很用功。」這是事實，但是，當K感謝她說：「因為妳的努力，我拿到了這個，謝謝。」她樂得都快升天了。

K應該是把她當成了妹妹，她卻很想與K擁抱，只是說不出口。

K就業後，不再來當家教了。結菜隨便找個理由，說要聽K的意見，請母親與K聯絡。其實，她只是想見K一面。K二話不說就來了。是她自己開口要K來，但是，真要跟K見面時，她又拖拖拉拉不肯出去，還故意擺出冷漠的態度。母親覺得很不好意思，對她說：「是妳要求他來，他才在百忙中抽空來的啊。」

當時，她對自己沒自信，沒想到K會在意她這個毫無魅力的高中生。上大學後，她還是想著K，經常寫信給他，漸漸變成E-mail的往來。K在大型企業工作，應該很忙，卻還是親切地回信，也會幫她出主意。

她把長期以來的情感，間接傳達給K，是在大學的最後一個學期。她對K說：「有時間的時候，希望可以見個面。」K似乎察覺到結菜的心意，回她說：「我也有事想告訴妳。」並告訴她，自己有個交往中的對象，就快結婚了。

結菜大受打擊，但強裝出毫無感覺的樣子，還是跟以前一樣，傳E-mail給他，假裝只是把他當成哥哥般景仰。K結婚後，她還是把自己當成K以前的學生，假裝沒有那之外的感情。明知不可能擁有K，她還是不放棄，為了跟K以某種形式維持關係，她只能壓抑自己的真心。

但是，擔心的是K。他用慣有的滿不在乎的口吻，對結菜說：「忘了我，妳也趕快結婚吧。」就此一刀兩斷了。

結菜以為自己一直隱藏得很好，沒想到被看透，有種赤裸裸的感覺。但是，被說得這麼白，結菜也不能再與有婦之夫糾纏不清了。

她不再寫E-mail了。就在那時候，她認識了現已離異的丈夫脩。被脩吸引的理由很簡單，就是他長得有點像K。但實際接觸後，發現他跟K完全相反，是那種爭強好辯的人。儘管如此，為了彌補失去K的寂寞，結菜還是繼續與他交往。而且，脩對她的追求，積極到幾乎沒有給她思考的時間。不用思考，也讓她覺得輕鬆。但是，被求婚時，她突然對婚姻感到害怕，猶豫不決。

這時候，她還是求助於K，寫了很久沒寫的E-mail。

回答是「恭喜妳，祝妳幸福」。結菜這才下定了決心。她覺得自己已然成了K的負擔，只有結婚一途了。

未來的丈夫，有一定的社會地位，母親因此對女兒刮目相看，非常替她高興。得到母親的肯定，她一則以喜一則以憂，憂的是再也不能回頭了。

沒經過多少時間，她就清楚知道這個婚姻失敗了。沒想到彼此不了解，是如此痛苦的事。她原本以為總有辦法欺騙自己的感情，結果大大失算。她不能像母親那樣活著，也不想那樣活著。決定離婚時，有種從被活埋的墳墓甦醒過來的感覺。

那時候，應該是結菜有生以來第一次顛覆了自己的命運。她自己選擇了自己的人生，不顧母親的希望與面子，以自己的感覺為優先。然而，她並沒有因此振作起來。離完婚，心情是輕鬆了，之後卻深深受困於憂鬱、不安的症狀。結菜來找筆者，就是在這個時候。

結菜的內心究竟是怎麼了？她為了找回自己的生存方式，決定離婚，卻在無意中得知，這麼做是背離了母親的價值觀。她又被一直困住她的母親的價值觀綁住，全身不得動彈。

她開始出現前面所說的情緒低落、心悸、不安等症狀，飽受折磨。

後來她恢復元氣的過程，就是解開母親的價值觀與生存方式的束縛，找回真正自由的一段路。她的母親具有不成熟的人格，會把自己的感情直接發洩在周遭人身上，藉此保護自己。結菜成為她最好的發洩對象。她從來沒想過要傾聽結菜的想法或心情。她似乎是認為只有自己有意見、有想法，結菜完全沒有，即使有，也派不上用場，所以必須由自己來指導結菜。因此，結菜極力壓抑，養成不表達自己的心情、想法的習慣。她認定自己的想法反正行不通，還是不要自己做決定比較好。

但是，因為母親看好而決定的婚姻，悲慘結束後，她心中湧現「既然自己逃避做決定，把決定權交給別人，還是會失敗，那麼，不如自己做決定比較甘心」的想法。煩惱再三後，決定離婚的是她自己。直到最後一刻，她都不曾與母親商量，只在做出結論後告知母親。她想若是中途告訴母親，事情一定會鬧大，搞得她沒辦法自己冷靜思考，做出可以說服自己的決定。

完成離婚當時，其實是結菜第一次不靠母親，自己選擇了人生。她終於可以在回想這件事時，肯定自己至今所走的路是對的。母親動不動就諷刺、責怪她離婚的事，害她開始懷疑自己做的事是否正確，但是，她最後的決斷，不是接受母親選擇的人生，而是為活出自己的人生踏出必要的第一步。

這樣的自覺，讓她恢復了元氣，自己動了起來，也開始積極尋覓第二春。有人遇到挫折，就會產生自卑感，不想見老朋友。但是，結菜開始參加同學會等聚會，毫不隱瞞地說出自己的近況。結果，對方也說出了自己的事，她因此知道原來每個人都有自己的問題。不僅心情變好了，又多了可以談心的朋友，也常去以前逃避的社交場合了。

沒多久，也交了男朋友，但懶得再結婚，只享受交往的樂趣。

你不會再覺得麻煩

迴避型的人只要恢復正常，就會出現大改變，彷彿變成了另一個人。行動時不再感到不安，不會再對自己過度踩煞車。覺得可以自由行動，不再被面子、父母的意願、他人的臉色綁住。會自己做決定，享受行動的樂趣，想做更多各式各樣的挑戰。無法相信之前的自己，怎麼會活得那麼畏畏縮縮。心想明明可以隨心所欲地生活，究竟在怕什麼？顧慮什麼？覺得以前白白浪費的時間實在太可惜了。所以，更會想好好珍惜眼前的時光。因為這是自己的人生，想怎麼用就怎麼用，是為自己而存在的時間。

有了這樣的想法，就會覺得曾經重重壓住自己的麻煩的感覺，不知道跑哪去了。

因此，必須下定決心活出自己決定的自己的人生。然後，踏出一步。這麼做就行了。

結語

迴避型的人大多比較晚熟。年輕時比較敏感，所以，會對人生產生過度的猶豫。有多猶豫，人生的起跑就有多慢。很多時候，會從受傷經驗產生恐懼、不安，導致很長一段時間都不能行動。滿腦子想著失敗丟臉怎麼辦、被拒絕嘲笑怎麼辦等不好的可能性，心想與其受那種苦，還不如什麼都不要做。

但是，總有一天會察覺，這樣太浪費人生了。原本所有心思都被活著的風險與負面綁架，情緒也不穩定，但是，到了某個時點，白白浪費時間的危機感會逐漸擴大，覺得過著蜷曲、逃避機會、擔心風險的生活，實在太愚蠢了。對因為害怕「只是主觀認定的他人或社會評價」而放棄自己人生這件事，開始產生疑問。

因為我們是有限的存在，自己的人生有一定的時間。再過幾十年，誰都會老，最後歸於塵土。所以，有什麼好怕的呢？別人怎麼想，都不必在意、不必顧慮。憑自己的意志，過自己真正想過的人生就行了。

其實人並不如想像中那麼愛管他人閒事，對於明白表明自己想怎麼做的存在，會表示尊重，自動讓開一條路。最重要的，不是應該怎麼做，而是自己想怎麼做、想變成怎麼樣，明確表達自己的意願，大大方方地告訴周遭人，鼓起勇氣採取行動。不論是多小的一步，在戰勝恐懼，憑自己的意志開始行動的瞬間，這個人就開始改變了。

不久前，有位繭居了十多年的女性，給了我好消息。她是從在就讀大學期間開始繭居，沒辦法工作，過著苦悶的生活。三十五歲過後，才來筆者這裡。當時，她說她想試著出社會，就業是她的夢想。那之後過了兩年多，她現在的工作是正式員工，已經達成了當初的目標。最近的夢想變成交男朋友，聽說也交到了。初次嘗到被愛的滋味，不可思議的是，類似焦慮的情緒從心底消失了，連粗心大意的過失都不再犯了。這麼說的她，讓我印象深刻。

她的人生可以這樣動起來，是因為她不再獨自默默承受痛苦，發出求救訊號，採取了行動。她不再受制於自尊或面子，坦然說出自己想變成怎麼樣的意願，毫無顧忌地開始了生活。

只要活著，你就有活出自己人生的機會。快、慢不是問題，在下定決心時就是機會。不再逃避，想試著活出自己的人生時，你的人生就開始改變了。

岡田尊司

二〇一六年五月

參考文獻

● 《DSM-5 精神疾患的診斷・統計手冊》日本精神神經學會監修 高橋三郎・大野裕監譯 染矢俊幸・神庭重信・尾崎紀夫・三村將・村井俊哉譯／醫學書院／2014

● 《成人的依戀 理論・研究・臨床》W.Steven Rholes、Jeffry A. Simpson著 遠藤利彥等譯／北大路書房／2008

● 《依戀與依戀障礙》V. Prior、D. Glaser著，加藤和生監譯／北大路書房／2008

● 《依戀障礙 難以忘卻孩提時代的人們》岡田尊司／光文社新書／2011

● 《迴避型依戀障礙 牽絆稀薄的人們》岡田尊司／光文社新書／2013

● 《對人類過敏 為什麼會討厭「那個人」》岡田尊司／新潮社／2015

● 《艾力・賀佛爾自傳 被預設好的事實》中本義彥譯／作品社／2002

●《兒時記事・青春放浪》井上靖／新潮文庫／1976
●《增補　井上靖傳覺》福田宏年／集英社／1991
●《毛姆評傳》Richard・Cordell著　田中睦夫譯／文理書院／1968
●《薩默賽特・毛姆　原本的肖像》Karl G. Pfeiffer著／守屋陽一譯／紀伊國屋書店／1959
●《貝多芬生涯》Romain Rolland著／片山敏彥譯／岩波文庫／1965
●《貝多芬　音樂與生涯》Lewis Lockwood著／土田英三郎、藤本一子監譯／沼口隆、堀朋平譯／春秋社／2010
●《貝多芬「不滅的戀人」解謎》青木yayohi著／講談社現代新書／2001
●《清閒生活》大岡敏昭／草思社／2013
●《隱士歷訪》富岡多惠子／岩波書店／2009
●《布拉姆斯》Jose Bruyr著／本田脩譯／白水社／1970
●《布拉姆斯　彩色版作曲家的生涯》三宅幸夫／新潮文庫／1986
●《星新一　創造一〇〇一篇故事的人》最相葉月／新潮社／2007

- 《碧雅翠絲．波特　描繪、訴說、疼惜田園的人》Judy Taylor著／吉田新一譯／福音館書店／2001
- 《你綻放光彩時》西村由紀江／sasaeru文庫／2007
- 《藤子．F．不二雄　「多啦A夢」是如此誕生的》筑摩書房編輯部／筑摩書房／2014
- 《評傳森鷗外》山室靜／講談社文藝文庫／1999
- 《村上春樹的秘密　從零解讀作品與人生》拓植光彥／ASUKI新書／2010
- "Handbook of Diagnosis and Treatment of DSM-Ⅳ Personality Disorders" Len Sperry, Brunner-Routledge, 1995
- "Personality Disorders: Toward the DSM-V" edited by W.O, Donohue, K. A. Fowler & S. O. Lilienfeld, SAGE Publications, 2007
- "Handbook of Personality Disorders Theory, Research, and Treatment" edited by W. John Livesly, The Guklford Press, 2001

- "Handbook of Attachment: Theory, Research and Clinical Application" edited by J. Cassidy and P. Shaver, The Guilford Press, 1999
- Mario Mikulincer & Phillip R. Shaver, "Attachment in Adulthook: Structure, Dynamics, and Change" The Guilford Press, 2007

國家圖書館出版品預行編目資料

活著覺得麻煩的人：日本精神科名醫教你走出迴避型人格困境，活得更輕鬆自在！/岡田尊司著；涂愫芸譯--初版.--臺北市：平安文化, 2019.5
面；公分. --(平安叢書;第629種)(UPWARD;101)
譯自：生きるのが面倒くさい人　回避性パーソナリティ障害
ISBN 978-957-9314-26-8 (平裝)

1.人格障礙症

415.996　　108005287

平安叢書第0629種
UPWARD 101

活著覺得麻煩的人

日本精神科名醫教你走出迴避型人格困境，活得更輕鬆自在！

生きるのが面倒くさい人
回避性パーソナリティ障害

作　　者—岡田尊司
譯　　者—涂愫芸
發 行 人—平　雲
出版發行—平安文化有限公司
台北市敦化北路120巷50號
電話◎02-27168888
郵撥帳號◎18420815號
皇冠出版社(香港)有限公司
香港銅鑼灣道180號百樂商業中心
19字樓1903室
電話◎2529-1778　傳真◎2527-0904
總 編 輯—許婷婷
責任編輯—蔡維鋼
美術設計—王瓊瑤
著作完成日期—2016年
初版一刷日期—2019年5月
初版七刷日期—2023年12月
法律顧問—王惠光律師

讀者服務傳真專線◎02-27150507
電腦編號◎425101
ISBN◎978-957-9314-26-8
Printed in Taiwan
本書定價◎新台幣320元/港幣107元